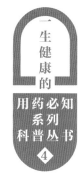

一生健康的

用药必知
系列
科普丛书

4

U0212167

一生健康的用药必知系列科普丛书 *

丛书总主编：赵 杰
名誉总主编：阚全程
副总主编：王婧雯　文爱东　王海峰　李朵璐　杨 勇
组织编写：中华医学会临床药学分会

健康度过"人生小插曲"——

更年期用药必知

分册主编：王婧雯　张抗怀　张晓坚
副 主 编：黄黎明　冯 斌　刘琳娜　赵瑾怡
编　　委：（以姓氏笔画为序）

王捷频　王婧雯　冯 斌　成黎菲　刘琳娜　杨 燕　沈 倩
宋慧芳　张 娴　张抗怀　张晓坚　林 瑶　赵文娜　赵瑾怡
黄黎明　曹珊珊　衡 宇
专业校审专家：李晓苗　张 伟

健康度过"人生小插曲"

更年期
用药必知

丛书总主编·赵杰

名誉总主编：阚全程
组织编写：中华医学会临床药学分会
分册主编：王婧雯　张抗怀　张晓坚

人民卫生出版社
·北京·

阚序

药物的使用在疾病的预防、诊断、治疗中几乎贯穿始终。根据 2019 年世界卫生组织公布的数据，由用药引发的不良事件是全球导致住院死亡和伤残的重大原因之一，全球 1/10 的住院人次由药物不良事件导致，15% 的住院花费由药物不良事件产生。然而，83% 的药物不良事件是可以预防的，关键在于用药是否合理。根据调查，民众大多不了解正确的服药方法和服药原则，缺乏安全用药常识。因此，向大众传播合理用药的知识和理念，开展全民健康用药科普势在必行。

现代医学模式从传统的疾病治疗转向健康管理，健康教育变得尤为重要。党的十九大报告明确提出了"实施健康中国战略"，将"为人民群众提供全方位全周期健康服务"上升到国家战略高度。随着人们对用药安全愈加重视，用药科普宣传逐渐增多，其目的是要让民众对错误用药行为从认识上、行为上作出改变。科普看似简单，其实不然，做好科普是一项高层次、高难度、高科技含量的创造性工作。优秀的科普读物应具备权威、通俗、活泼的特征，然而，目前市售的用药科普读物普遍存在内容不严谨、语言不贴近百姓、可读性不佳、覆盖人群不全面等问题。

《一生健康的用药必知》系列科普丛书是在国家大力倡导"以治病为中心"向"以人民健康为中心"转变的背景下应运而生的，由中华医学会临床药学分会专业平台推出，组织全国各专业药学专家精心策划编写而成。全套丛书聚焦百姓用药问题，针对常见用药误区和知识盲点，把用药的风险意识传递给民众，让民众重视用药问题，树立起合理用药的理念。其内容科学实用，使读者阅读后对全生命周期的每一环，以及常见生活场景中出现的用药问题都能有所了解。这套丛书在表现形式上力求生动活泼、贴近百姓；在语言表达上力求通俗易懂、简洁明了，面向更广泛的受众，帮助民众树立健康意识。可以说，本套丛书的出版必将对促进全民健康、提高国民教育水平，产生全局性和战略性的意义。

本套丛书的撰写凝聚了所有编者的智慧和辛劳，在此向你们致以衷心的感谢和诚挚的敬意！

杨序

作为一名医务工作者，我始终关注着中国老百姓的用药安全和科普教育。我国医学科普传播与欧美发达国家相比，仍然处于相对落后状态。国家统计局 2019 年数据显示，我国公众具备基本科学素养的人数虽较之前有了大幅提升，达到了 8.47%，但仅相当于发达国家 10 年前的水平。随着生活水平的提高，民众健康意识开始觉醒，新媒体的发展也使科普工作有了更丰富、更灵活的方式。但面对漫天的"医学科普"、良莠不齐的海量信息，普通民众有时难以分辨。更有甚者，一些打着医学科普旗号的"伪科学"和受商业利益驱使的所谓"医学知识"大行其道，严重误导民众。另外，当前市面上见到的多数药学科普书籍还存在表现形式不够生动活泼、专业术语晦涩难懂等问题，让大多数读者望而生畏，使药学科普很难真正走进老百姓的生活。

今天，我欣喜地看到，由中华医学会临床药学分会倾力打造的《一生健康的用药必知》系列科普丛书，汇集了中国临床药学行业核心权威专家倾心撰写，为读者提供了值得信赖的安全合理用药知识。丛书突破了目前市面上医学科普书题材单一、语言枯燥、趣味性差等缺点，以大众用药需求为引领，站在用药者的角度，针对读者在全生命周期可能遇到的用药问题与困惑，用最通俗的语言，做最懂百姓的科普。把晦涩的医药知识变得浅显易懂、活泼轻松，让百姓可以真正掌握正确用药方法。对于中华医学会临床药学分会对我国药学科普事业所做出的努力和贡献，我深感欣慰，感谢编委会全体人员的辛勤付出，将这样一套易懂实用、绘图精良、文风活泼的药学科普图书呈现给广大读者，为百姓提供了指掌可取的药学知识。

如今，政府对科普事业高度重视、大力支持，人民群众对用药健康的关注日益迫切，可以说，《一生健康的用药必知》系列科普丛书正是承载着百姓的期望出版的。全民药学科普是一项系统工程，新一代的药学同仁重任在肩，担负着提升公众安全用药意识、普及合理用药知识的重任。为了让公众更直观地接触药学知识，提升公众合理用药的意识，新时代的药学科普工作者应努力提高科普创作能力，不断提升科普出版物的品牌影响力，更广泛地发动公众学习安全用药的知识，让药学科普普惠民生。

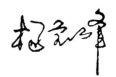

赵序

要建设世界科技强国，科技创新与科学普及具有同等重要的地位。但我国的科普现状令人担忧，一方面我国公民科学素养较发达国家偏低，同时虚假广告、"伪科学"数不胜数，严重误导民众，甚至出现"科普跑不过谣言"的局面。另一方面，现有的科普读物普遍存在专业性强、趣味性弱、老百姓接受度低的现象，最终导致我国科学普及度不高。药学科普是健康科普的重要组成，做好药学科普工作是我们这一代中国药学工作者的责任和使命。

什么样的药学科普能走进百姓心里？我想，一定是百姓需要的、生活中经常遇到的用药问题。中华医学会临床药学分会集结了全国临床药物治疗专家及一线临床药师力量编写了《一生健康的用药必知》系列科普丛书，目标是打造中国最贴近生活的药学科普，最权威的药学科普，最有用的药学科普。这套丛书以百姓需求为出发点，以患者的思维为导向，以解决百姓实际问题为目标，形成了 15 个分册，包含从胎儿、儿童、青少年、孕期、更年期直到老年的全生命周期的药学知识和面对特殊状况时的用药解决方案，其中所涉及的青少年药学科普、急救药学科普、旅行药学科普、互联网药学科普均是我国首部涉及此话题的药学科普图书。本套丛书用通俗易懂、形象有趣的方式科学讲解百姓生活中遇到的药学问题，让人人都可以参与到自身的健康管理中，可大大提升民众的科学素养。

《国务院关于实施健康中国行动的意见》中明确提出，提升健康素养是增进全民健康的前提，要根据不同人群特点有针对性地加强健康教育，要让健康知识、行为和技能成为全民普遍具备的素质和能力，并同时将"面向家庭和个人普及合理用药的知识与技能"

列为主要任务之一。中华医学会作为国家一级学会，应当在合理用药科普任务中、"健康中国"的战略目标中贡献自己的力量。在此，感谢参与此系列丛书编写的所有编者，希望我们可以将药学科普这一伟大事业继续弘扬下去，提高我国国民合理用药知识与技能素养，为实现"健康中国"做出更大贡献。

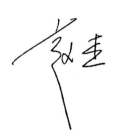

前言

随着人类寿命的延长，中老年人已然成为一个巨大的社会群体，目前我国 40～60 岁妇女占全国人口的 11.28%，预计到 2030 年我国 50 岁以上的妇女将超过 2.8 亿。"更年期"是我们从中年转变到老年的一个生理过程，随着器官功能的减退，激素水平的变化，不论男女，在更年期这一特殊阶段都会出现全身各种不适。流行病学数据显示：高达 94%的欧洲妇女出现一种或多种更年期症状，将近 2/3 的更年期妇女的症状会严重影响她们的生活；而在中国，女性更年期症状的发生率高达 60%～80%，东方男性更年期症状的发生率为 10%～20%。世界卫生组织已将提高晚年生活质量列为 21 世纪促进健康的三大主题之一，更年期人群的保健正受到全世界范围的广泛重视，促进更年期人群的健康，可延缓老年疾病的发生。

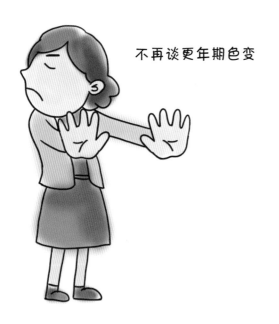

不再谈更年期色变

更年期用药必知
健康度过"人生小插曲"

世界卫生组织将每年的 10 月 18 日定为"世界更年期关怀日"。更年期人群的保健服务应立足综合性、多学科，全方位地提升国民相关科学素养，以提高更年期人群保健能力及水平。科普作为推动社会文明进步的重要力量，是增强全社会健康科学知识、行为和技能的有效途径，亦是实现健康中国的必然条件。然而，目前关于更年期人群的药学科普书几乎是空白。

在此背景下，《健康度过"人生小插曲"——更年期用药必知》一书应运而生，本书是《一生健康的用药必知》系列科普丛书的分册之一。其内容涵盖更年期的症状、发生原因，以及应对措施，以帮助读者正确认识更年期，识别更年期的症状，并教会读者针对更年期症状合理选择是否需要医学干预。本书是一本易懂的、实用的药学科普书，希望读者通过本册图书的阅读，可以对更年期有更科学的认识，不再谈更年期色变，通过在正确的时机科学服用药物，以平稳、顺利地度过更年期，让自己更健康、更美丽、更优雅。

王婧雯

西京医院药剂科主任

目录

更年期用药必知
健康度过"人生小插曲"

1

更年期
不分男女，
它来了怎么办?

右，说明我们的生命有 1/3 或更长的时间将在更年期中度过。在这段时期身体不少地方正在慢慢发生着改变，虽然更年期本身不是病，但由于性腺功能由"工作状态"逐步进入"停工状态"，性激素的减少势必会给人们的身心健康造成不少困扰，所以我们一定要了解它并适应它。

一、更年期不分男女

对女性来说，进入更年期之后，卵巢功能的衰退会导致身体产生一系列心理与生理上的变化，不仅是生育能力的下降及丧失，而且雌激素分泌的减少还会导致心血管系统、内分泌系统、泌尿系统等产生不同程度的变化，从而引发一系列慢性疾病，我们称之为更年期综合征。

那么，是不是大家都以为更年期仅仅是女性的"专利"呢? 其实不然，应该说，不论男女，更年期是人人都会有的生理过程，这也是人体由盛转衰的过渡阶段。男性会经历与女性类似的更年期，其发生的根本原因是性腺功能衰退，即雄激素水平下降或相对不足。但是，男性更年期又与女性有明显差异。男性更年期一般从 50～55 岁左右开始，也

提到更年期，相信大家都不陌生，可是，您真的了解更年期吗? 伴随社会经济的快速发展及医疗技术的提升，我国居民的平均期望寿命已达 77 岁。大概在 40 至 50 岁左右，我们的性腺功能开始衰退，性激素分泌相应减少，这意味着更年期的到来。我们常说的"更年期"不是一个时间点，而是一个阶段，这是人一生中的正常阶段，在这一阶段性激素逐渐消退直到完全消失，标志着生育年龄的结束。更年期是从生育期过渡到老年期的一个特殊生理阶段，长达 15～20 年，女性的更年期其晚期可以延续至绝经后 10 年左

有可能持续到后面的 20 年左右。而且男性更年期存在明显的个体差异，相当一部分男性可能意识不到自己到了更年期，不知不觉就进入了老年期。

二、如何判断自己是否进入了更年期?

我们每个人都应该时刻关注自己的身体状况，对自己的生理变化要有一定认识，特别是中年人，一旦发现自己的身体功能出现变化，比如生理功能减退、容易疲惫、情绪低落或易烦躁、出现头昏或行为不合群等变化时，就应该想到可能是进入了更年期。男女更年期症状有相同点也有不同点，一般更年期症状普遍可分为三大类：精神神经系统症状、循环系统和全身症状，以及性功能和生殖器官等方面的症状。

1. 精神神经系统症状

主要表现为紧张、焦躁、易怒、睡眠障碍、手脚麻木、记忆力下降、注意力不集中、缺乏自信心等。

2. 循环系统和全身症状

如脸红、心悸、手脚发凉、眩晕、乏力、

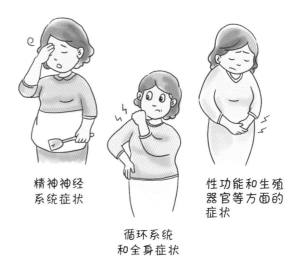

精神神经系统症状

循环系统和全身症状

性功能和生殖器官等方面的症状

食欲减退、骨关节疼痛、腹式肥胖、骨密度降低、患慢性心血管和代谢性疾病等。

3. 性功能和生殖器官等方面的症状

女性主要表现为阴道黏膜萎缩、变薄，阴道干涩等；男性主要表现为性功能减弱、勃起功能障碍、性欲降低与淡漠等，这是更年期最重要的核心症状。

除了上述表现，女性更年期又有特殊性，对女性来说更年期最主要的表现是月经紊乱，表

更年期用药必知

健康度过"人生小插曲"

现为月经周期延长或缩短，或周期、经期、经量都不规律，或骤然停经，女性在更年期绝经后就丧失了生育能力。还有一个非常常见的症状是潮热，就是身体会莫名其妙的发热，此外有的人还经常出汗，同时伴有头痛、头晕、心悸、胸闷、恶心等症状。女性朋友们可以通过更年期妇女症状评分表（改良 Kupperman 评分表）来判断自己是不是进入了更年期。与女性不同的是，男性在更年期后虽然生育能力下降，但却依然有生育能力。

更年期妇女症状评分表（改良 Kupperman 评分表）

症状	程度评分				症状指数
	0	1	2	3	
潮热出汗	无	<3 次 /d	3～9 次 /d	≥10 次 /d	4
感觉异常	无	有时	经常有刺痛、麻木、耳鸣等	经常而且严重	2
失眠	无	有时	经常	经常而且严重，需服安定类药	2
忧郁	无	有时	经常	失去生活信心	2
焦躁	无	有时	经常，能自控	经常，不能自控	1
眩晕	无	有时	经常，不影响生活	影响生活	1
疲倦	无	有时	经常	日常生活受限	1
肌肉、关节痛	无	有时	经常，不影响功能	功能障碍	1
头痛	无	有时	经常，能忍受	需服药	1
心悸	无	有时	经常，不影响工作	需治疗	1
皮肤蚁走感	无	有时	经常，能忍受	需治疗	1
性交痛	无	有时	经常	经常且严重	2
泌尿系症状	无	有时	经常	经常且严重	2

注 ①症状评分：症状指数 × 程度评分；②各项症状评分相加之和为总分，总计分 0～63 分；③更年期综合征的病情程度评价标准：轻度为总分 ≤13 分；中度为总分 14～26 分；重度为总分 ≥27 分。

三、更年期来了怎么办？

如果我们明确出现了更年期症状，但是症状不是特别明显，对正常生活影响不大，那么就不必去医院或吃药，可以通过下面这些方法进行自我调节。

▲ **注重饮食搭配。**在保证营养的同时尽量控制多余的热量摄入以维持正常体重。

▲ **重视心理健康。**遇到情绪低落或持续有负面情绪时要主动就医，遇事豁达、乐观，善于适应环境，多倾诉多沟通，让自己的心理状态积极地向轻松、愉快、健康的方向发展。

▲ **适当运动，促进健康。**定期参加一些适当的健身运动，不仅有益于自己的身体健康，同时也能充实生活。

▲ **定期进行体检。**更年期后是女性乳腺癌、宫颈癌等妇科肿瘤的高发年龄，必须提高警惕，最好每年进行防癌检查，以实现早诊断、早治疗。

▲ **有家人陪伴并与家人多进行沟通。**通过让家人了解并意识到更年期的特殊性，从而得到他们的谅解、理解和关心。

如果更年期症状很明显，已经影响到自己的正常生活或工作了，或者更年期症状评分表自测结果为中度或重度，就应该及时去医院就诊。而且如果量表中某一单项症状很严重时也应当及时就诊，并在医生指导下服用药物治疗，避免病情加重。

"更年期"在今天似乎已成为了一个带有贬义色彩的词，很多人习惯把它与急躁易怒、爱发脾气联系在一起。因此，多数人只要一听到"更年期"这三个字，会马上产生抗拒心理。其实，更年期是随着年龄增长所不可避免的自然过程，更年期是我们人生道路上的重要阶段，只要我们有了足够的思想准备，并有明确的自我保健与调节意识，就可以平稳顺利地度过更年期，继续拥有健康快乐的人生。

西安交通大学第二附属医院：沈倩

更年期用药必知
健康度过"人生小插曲"

2

女性更年期的"模样"，为什么人人不相同？

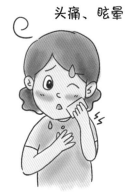

我是否到了更年期？

失眠
发脾气
脸红发热
经期不规律

头痛、眩晕
盗汗
肩骨疼痛
心跳加快
容易疲劳

女性生理特点决定了每个人都会经历青春期、生育期、绝经过渡期、绝经后期、老年期这几个阶段，其中女性青春期是从 8～10 岁到 19 岁左右，伴随着第二性征的发育以及月经初潮的来临；生育期一般从 18 岁左右开始，历时近 30 年时间，伴随着卵巢功能的成熟以及内分泌系统的稳定；绝经过渡期一般从 40 岁开始，历时 1～2 年到 10～20 年，伴随着卵巢功能的衰退以及绝经，主要表现为月经紊乱等；绝经后期是指绝经后的生命时期，伴随着卵泡消耗，分泌功能停止，生殖器萎缩，骨代谢异常等；老年期是指女性 60 岁以后的生命时期。而更年期就是指女性绝经及其绝经前后至少一年的时间，绝大多数女性出现在 45～55 岁之间。

一、更年期都有哪些症状？每个人都有反应吗？

更年期的女性，随着卵巢功能减退，体内雌激素分泌减少，会出现一系列不适症状，称为更年期综合征，其临床表现主要有以下几个方面：

▲ **月经改变**：可表现为月经不规则或者月经突然停止。

▲ **内分泌、神经系统功能障碍**：主要表现为潮热、出汗、眩晕、头痛、手指麻木、失眠等。

▲ **精神症状和情绪变化**：主要变现为激动易怒、抑郁、记忆力减退等。

▲ **泌尿生殖道改变**：主要表现为尿频、尿失禁，以及反复的泌尿系感染，外阴及阴道干燥等。

▲ **心血管系统改变**：主要表现为血压升高、心悸、气促等。

▲ **皮肤改变**：主要表现为皮肤干燥、瘙痒，黑色素增加等。

▲ **骨质改变**：主要表现为骨质疏松。

更年期是每个女性一生必须经历的阶段，是一个正常的生理过程，每个人由于体质及耐受程度不一样，更年期症状出现和持续的时间也不完全相同。有的人症状较轻，自我感受不明显，有的人症状较重，有较严重的不适感；有的人更年期症状可能持续时间较短，而有的人会持续几年的时间。但根据临床上的统计，大多数女性更年期表现主要为潮热、出汗、失眠、激动、易怒及泌尿生殖道改变。正常情况下，从卵巢功能衰退开始，这些更年期症状会一直持续到绝经后一年，如果期间不注意调理，可能会持续更久。

二、有什么方法能缓解更年期症状？

对于女性更年期出现的诸多不适症状，其中针对潮热、出汗症状，应避免饮用热饮或含酒精的饮料，避免温热环境。针对失眠、激动、易怒等其他症状，改变生活习惯是首先推荐的

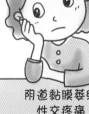

早期症状	中期症状	远期后果
潮热、盗汗 失眠 心理症状 月经紊乱	阴道黏膜萎缩 性交疼痛 尿急 皮肤萎缩	骨质疏松 心血管疾病等

治疗方法，需要放松心态，避免焦虑，保持良好的心情，合理安排工作和生活，做到均衡营养饮食，劳逸结合，睡眠充足，多参加各种文体活动，分散注意力，以改善和缓解更年期不适的症状。而如果通过生活调理不能使更年期症状得到改善，可以咨询医生服用相关药物来缓解症状。

三、缓解更年期症状一般可以选择哪些药物？

1. 激素类药物

激素类药物可以治疗或缓解更年期月经改变、潮热、出汗、心悸、骨质疏松等症状。

● 对于切除子宫的女性，应单独使用雌激素类药物，常用的药物有戊酸雌二醇片等。

● 对于有完整子宫的女性，一般建议雌激素和孕激素联合治疗，因为孕激素可降低单独使用雌激素治疗时产生的子宫内膜增生及子宫内膜癌的风险。常用的孕激素有地屈孕酮片、黄体酮胶囊、甲羟孕酮片等，可在医生的指导下选择雌、孕激素序贯治疗或者雌、孕激素连续联合应用等治疗方案。

● 对于泌尿生殖道干燥、萎缩等症状，局部用雌激素类药物可有效改善症状，常用的药物有雌二醇阴道环、雌二醇膏以及普罗雌烯乳膏等。

2. 非激素类药物

帕罗西汀、文拉法辛以及加巴喷丁能有效减轻更年期潮热症状。另外，存在于豆类植物中的大豆异黄酮以及植物中的木脂素、香豆素等植物性雌激素也具有温和的雌激素样作用，可在一定程度上缓解更年期出现的不适感。

维生素 D、钙以及双膦酸盐类可治疗或缓解更年期骨质疏松，降低骨质疏松女性的骨折发生率。维生素 D 一般每日需摄取 400IU，可以通过喝牛奶、多吃鱼类或者直接服用维生素 D 类制剂来补充。碳酸钙制剂每日摄入量需在 1 500mg 左右。双膦酸盐类可选择的口服类药物有阿伦膦酸钠、依替膦酸二钠，注射制剂有唑来膦酸。

四、使用以上药物应注意什么？

雌激素类药物长期大量使用会导致子宫内膜癌的发生风险增加，用药前需检查子宫内膜以排除风险，雌、孕激素联合或序贯使用时，初始一段时间可能会出现各种类型的出血，建议及时咨询医生或药师。此外，使用激素类药物发生肺栓塞和静脉血栓的风险也会增加；因为该类药物主要经肝脏代谢，因此肝功能异常者应慎用。激素类药物要严格在医生的指导下服用，并至少每年进行 1 次个体化检查，评估风险，不能擅自服用。对于植物类激素用于治疗绝经期症状的合理剂量缺乏相关研究，因此不建议大量长期使用。

一般来说，更年期女性中大约有 60% 的人没有症状或者仅有部分症状，而大多数能够通过改善生活习惯和自身调节达到缓解；约有 40% 的女性症状可能比较明显，需要去寻求医生的帮助。但要相信，只要保持好心态，正确看待更年期这个人生必经的阶段，一定能轻松跨过更年期这个坎！

西安交通大学第二附属医院：赵文娜

3
不可忽视的 男性更年期

爸爸是孩子心中永远的巨人，是妈妈最厚实的肩膀，是家中最屹立不倒的靠山。但爸爸们在年过不惑以后，或许会碰上一些心理与生理上的变化，比如体力大不如前、倦怠、肌肉酸痛、记忆力有点差，情绪不好、沮丧、总和太太吵架，丧失积极态度、对工作不起劲、逃避压力。让堂堂男子汉变得脆弱的原因竟然是：老爸也有更年期！

更年期用药必知
健康度过"人生小插曲"

一、未被重视的男性更年期

1. 社会因素，重视不够

其实早在 20 世纪 30 年代，西方学者就提出了"男性更年期"的概念，指的是男性由中年期向老年期过渡的一个特定年龄阶段，是以男性体内激素水平、生化环境、心理状态变化由盛至衰为基础的过渡期。一般发生于 40～55 岁年龄段。并非所有男性步入更年期后都会出现临床症状。据统计，仅有 30%～40% 的男性可能会出现不同程度的更年期症状。

2. 生理因素，不易察觉

不同于女性更年期是以月经紊乱直至停经为主要标志，男性更年期并没有类似的明显标志，而且大多数男性由于雄激素水平下降缓慢，更年期症状表现较平缓，感受并不明显，所以常常被忽视。

3. 心理因素，能扛就扛

由于长期以来，在传统社会中人们认为男人要保持坚强的社会形象，因此大多数男性即使存在相关问题，也倾向于回避问题，不愿意主动求助专业医生的帮助。

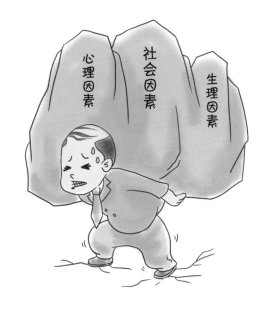

二、男性更年期有何症状？

男性到了 40 岁以后，在体能方面会表现出全身乏力、失眠、没有食欲、周身酸痛；在精神方面会表现出健忘、注意力不集中、无缘无故发脾气；在性生活方面会表现出性欲降低等现象，上述表现医学上称之为"男性更年期综合征"或"中老年男性部分雄激素缺乏综合征"。究其原因，雄激素缺乏是祸首。

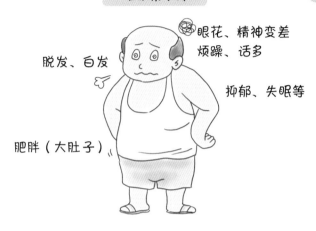

雄激素下降

眼花、精神变差
烦躁、话多

脱发、白发

抑郁、失眠等

肥胖（大肚子）

雄性激素以睾酮为主，睾酮又称睾丸素，95%由睾丸产生。雄性激素的正常分泌，对男性身体发育，保持健康活力和维持性功能具有重要的作用，因此也被称为"男性激素"。中老年男性雄激素分泌逐渐减少，性功能逐渐减退，各系统的代谢功能也日趋低下。另外，雄激素对全身代谢也起着一定的调节作用，缺乏雄激素会引起很多健康问题，最常见的就是肥胖、腹部脂肪堆积；其他代谢性疾病如糖尿病、骨质疏松、心血管疾病等。

三、男性如何健康度过更年期？

1. 健康的心理

正确认识更年期是一个正常的生理时期，无论男女都必须经历这个过程；保持积极、乐观的心理状态。

2. 规律的生活

早睡早起，适当锻炼；特别要避免不良生活方式，如频繁熬夜、抽烟、酗酒等。

3. 合理的饮食

注意合理饮食和均衡营养，避免多糖、多盐、多油的食品。营养学家研究发现，经常食用富含雄激素的食物可遏制男性雄激素缺乏综合征。富含雄激素的食物有动物内脏，富含锌、钙和维生素的食物等。

四、面对更年期问题有哪些药物可以选择？有什么注意事项？

在前述方法效果不佳时建议去医院检查，排除器质性器官病变，同时进行激素水平检测。

1. 对症治疗

如果激素水平在正常范围内，仅需针对具体症状适当辅以药物改善，如出现失眠症状，可在医生指导下选用安眠药；出现性功能下降，可选用一些壮阳补肾的中成药进行调节。

2. 激素治疗

如果激素水平低于正常范围，需考虑补充雄激素。但应该在医生的指导下应用，切不可擅自用药。

小剂量雄激素能够改善心情、提高认知功能、增加骨密度和肌肉重量、减少体内脂肪、降低血脂、防治骨质疏松症和心血管病以及提高男性活力和生活质量，还可提高性欲。临床常用的雄激素类西药有睾酮、丙酸睾酮、羟甲雄酮、甲睾酮等。

部分西方国家很重视激素补充，治疗男性更年期问题常常采用补充睾酮的方法，主要有口服、注射与凝胶涂抹三种途径。在选择药物时，要结合患者具体情况、药物使用的便利性与副作用综合考虑。一般在治疗1～2个月后，情况会逐渐得到改善，身体肌肉质量与骨质密度增加，精神体力与性功能变好。这时建议去医院复查，如果治疗达稳定状态，医生会斟酌调整使用剂量。

需要注意的是：补充睾酮可能会带来严重的副作用，如雄激素源性脱发、男性女乳症、下泌尿道症状恶化、加速前列腺癌的转移、增加心血管疾病的风险、抑制精子生成等。因此，在用药期间出现任何不适应及时就医。另外，有前列腺癌、乳腺癌等性激素敏感肿瘤的患者，不可以采用这种治疗方式。

男性更年期综合征关系到男性身体和心理健康，积极且个性化的综合治疗可以极大地缓解因男性更年期带来的各种烦恼，而且对其改善生活质量也有非常积极的意义。**但切记不可擅自用药，也不要滥用补肾壮阳药物；**同时必须戒烟酒，因为烟酒会进一步导致睾酮（雄激素）水平下降。

西京医院：赵瑾怡

4

雌激素和雄激素
是更年期的
"青春药"吗?

育龄期过去之后,体内的雌激素和雄激素水平逐步下降,人体逐渐进入更年期,并最终过渡到老年期。因此,为了能维持体内性激素的水平,补充外源性性激素被许多人奉为永葆青春、延缓衰老的"灵丹妙药",但真的是这样吗?

女性在青春期和育龄期这段时间,卵巢雌激素的正常分泌能够使女性身材凹凸有致,皮肤光滑细嫩,而随着更年期的到来,卵巢雌激素分泌的急剧减少,会使女性出现一系列更年期不适症状。补充雌激素不但可以改善更年期和绝经后症状,预防骨质疏松,减少泌尿系统反复感染,延缓生殖道萎缩,提高生活质量,

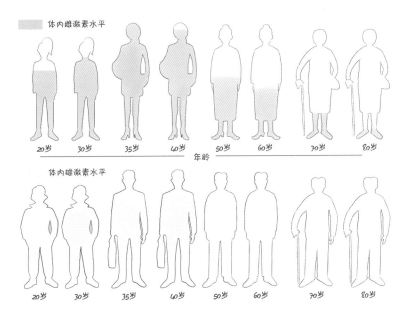

还可以预防和降低一些老年病比如冠心病、脑卒中及高血压的发生风险。因为雌激素可以减缓女性衰老的速度和降低患病风险，可以说在一定程度上雌激素可以保持女性维持"青春"状态，延缓衰老。

二、雌激素类药物有哪些，该如何选择？

目前，雌激素类药物有口服、注射、外用等多种用药途径可供选择。

● 口服雌激素如戊酸雌二醇、炔雌醇等主要经肝脏代谢，服用期间尤其是初期可能会出现恶心、呕吐、乏力等类早孕反应，而且也会增加血栓风险。对于有完整子宫的女性，建议选择雌激素和孕激素联合治疗

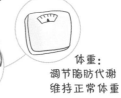

骨骼：
强健骨骼
维持骨密度

生殖系统：
影响怀孕、月经、乳房发育

雌激素

心血管：
预防血脂升高
和心血管疾病

皮肤毛发：
令毛发茂密有光泽
令皮肤光滑水嫩

精神情绪：
对精神情绪有调控作用

体重：
调节脂肪代谢
维持正常体重

（及激素替代疗法），因为单独使用雌激素会导致子宫内膜增生和子宫内膜癌风险增加，而联合使用孕激素可降低此类疾病的患病风险。

替勃龙片服用后在体内的代谢产物具有弱的雌激素、孕激素及雄激素作用，对子宫内膜的刺激较小，但同样能够起到预防更年期潮热、出汗、心情烦躁、预防骨质疏松的作用。在医生评估用药风险后可选择单独服用，不需要额外服用孕激素。

● 肌内注射剂苯甲酸雌二醇注射液可以治疗绝经综合征，需要每周使用2～3次，因使用不方便不推荐使用。

● 外用剂型如雌三醇软膏、透皮用雌激素凝胶以及普罗雌烯阴道胶囊等效果等同于口服雌激素，且用药期间不增加肝脏负担，发生血栓的风险较低，推荐优先选择，尤其对于肝功能异常但又需要雌

激素治疗的患者。

"植物雌激素"（如常见的豆类中的大豆异黄酮）在人体雌激素水平不足时，能在一定程度上弥补激素的不足，因此更年期女性可适量食用一些豆制品。

三、哪些情况不建议使用雌激素类药物?

雌激素类药物并非适用于所有的更年期女性，它有严格的适应证和禁忌证。有以下任何一种情况存在的女性，均不应该使用雌激素类药物。

▲ 不明原因的阴道出血。

▲ 怀疑或确诊患有乳腺癌。

▲ 中度肝脏疾病或者有肝脏肿瘤病史。

▲ 有血栓栓塞性疾病风险或病史（包括家族史）。

▲ 已知或怀疑有受性激素影响的癌前病变或恶性肿瘤（如子宫内膜癌、乳腺癌等）。

▲ 重度高甘油三酯血症。

除此以外，患有高催乳素血症、乳腺增生、子宫肌瘤、子宫内膜异位症、严重偏头痛、高血压、高血脂等疾病的女性，以及绝经超过10年以上或者进入老年期（一般指年龄大于60岁）的女性均不建议使用雌激素类药物。

四、更年期女性使用雌激素类药物，利大于弊还是弊大于利?

任何药物的使用都要根据个体差异选择合适的时机、合适的剂量及合适的给药方法。对于已排除禁忌证且处于绝经早期的大多数女性来说，使用雌激素类药物治疗是利大于弊的。

研究发现，绝经10年内，60岁以下的健康女性，特别是卵巢早衰或早绝经的女性，使用雌激素不但会降低心脑血管疾病、卵巢癌、子宫内膜癌及结肠癌的风险，而且并不会增加乳腺癌的发病风险。

在适当的时间服用适当的雌激素类药物可有效地控制更年期症状，但如果乱用、滥用，就会出现弊大于利的情况。比如对于有子宫的女性，如果单一使用雌激素，而不加孕激素，这样长期使用罹患子宫内膜癌、血栓栓塞性疾病的风险就会增高。因此，雌激素类药物需要医生根据情况评估风险后使用，切勿盲目私自用药。而且在开始接受激素治疗后，需要按照医嘱用药，杜绝擅自停药，并定期接受检查和风险评估，科学规避风险。

五、男性更年期可以用雄激素吗？

一般在 50 岁以后，男性体内雄激素水平会出现持续缓慢的下降，可能出现性欲减退、勃起功能障碍、肌肉萎缩和肌力下降、腹部脂肪堆积、骨质疏松、体脂增加、认知功能和记忆力下降等表现。通过补充雄激素（睾酮注射液或口服制剂），在一定程度上可以改善上述症状，但是雄激素也不能"为所欲为"地使用，只有那些明确有临床症状且经检查睾酮水平低下的患者才建议使用，且须在医生的指导下按规定剂量使用，定期复查，一旦出现不良反应，应立即停药。

西安交通大学第二附属医院：赵文娜

5

喝豆浆补充"生物类激素"，可以替代激素治疗吗？

雌激素对女性的重要性是勿庸置疑的，对于即将或已经踏入更年期的女性来说，因为雌激素的衰退导致的生理和心理上的变化，是很多女性不接受自己进入更年期的一个重要理由。很多女性认为到了更年期补充激素，是缓解更年期症状、延缓衰老的首选。不过我们也不要把雌激素过度神话，应正确而又科学地了解雌激素对女性的作用。有些人认为豆制品中含有的"生物类激素"比激素类药品更加安全，所以纷纷选择喝豆浆来补充"生物类激素"，可是这样做靠谱吗？可以替代激素治疗吗？

一、为什么要补充激素？

每个人更年期的"模样"各不相同，有人暴躁易怒，有人潮热易出汗，有人心慌乏力，症状表现程度千差万别，还有些"幸运儿"没有出现任何症状愉快平稳地度过了整个更年期。出现这些差别的根本原因在于每个人在这个时期内是否出现了激素水平的突然下降和起伏。一般来说，激素曲线呈现缓慢平稳下降的人群，将成为这类"幸运儿"。

因为激素水平的突然变化，是引起更年期症状的根本原因，所以补充激素的最终目的不是维持正常的激素水平，而是在于纠正激素水平的突然降低（图中绿色线）和忽高忽低的不平稳变化（图中红色线），让身体能够逐步适应从壮年到衰老的过程（图中蓝色线）。

是否需要补充激素，补充至何种水平，需综合考虑年龄、所处更年期阶段、更年期症状表现及程度等，并经过血液和尿液检查，来决定补充激素的量。

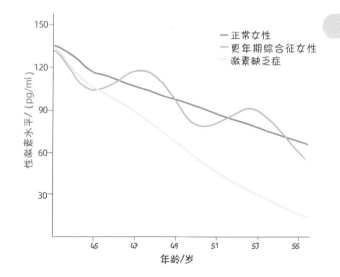

二、"生物类激素"的安全有效性有保障吗？

目前被人们所熟知的"生物类激素"包括大豆及其制品、动物性器官等，也包括一些能促进激素分泌的食物。以女性为例，"生物类激素"最有代表性的是豆浆等豆类食品中所含的大豆异黄酮。

1. 大豆异黄酮

是一种天然植物雌激素，有双向调节雌激素的作用。当体内雌激素分泌不足时，可起到补充雌激素的作用；体内雌激素分泌过剩能抑制其过量分泌。其可用于改善更年期的症状，改善骨质疏松、内分泌不调，延缓女性衰老等。

2. 雌二醇

雌性激素包括雌二醇、雌酮等，主要由卵巢的卵泡细胞等分泌（胎盘也会分泌雌性激素）。临床上常采用经皮方式补充雌二醇治疗女性更年期性腺功能不良等病症。

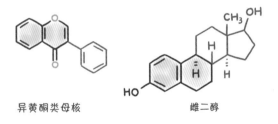

异黄酮类母核　　　　　　雌二醇

从两者的化学结构式比较可以看出，他们拥有相似的功能结构，但雌二醇比大豆异黄酮在空间结构上更为复杂。市场上常见的大豆异黄酮以口服保健品为主，不属于药品。一些号称能促进激素分泌的食物，如黑米、洋葱、紫菜等，更多地是从均衡营养摄入、调整饮食结

构的层面满足人体日常需求，是否真正能促进激素分泌还有待考量。因此想通过喝豆浆、吃动物内脏器官等方式以求治疗更年期症状，大多数不过是寻求心理安慰罢了。

三、与"生物类激素"相比，激素类药物有哪些优势？

1. 剂量准确

口服和注射激素类药物，均可通过年龄、体重因素等结合自身激素分泌水平计算得出所需剂量，用量更为安全可靠。

2. 剂型适当

对于口服不影响吸收利用的激素类药物如黄体酮，可根据需要选择合适剂型，使用方便；对于口服会被破坏的激素类型，可选用注射剂等，以充分发挥药效。

3. 可随时调整剂量

更年期的跨度一般从一两年到长达十几年不等，因人而异。一般越早出现更年期症状的持续时间越长。随着近年来人们生活节奏加快、

工作压力增大、生活方式的改变，如熬夜、焦虑等，人群中更年期症状有普遍提前的趋势，这意味着临床需要治疗的比例随之增加。对更年期症状的干预是动态变化的过程，使用激素类药物可以根据需要随时调整用量，使人们更容易平稳度过整个更年期。

以往，男性更年期往往因为症状不明显而被忽视。其实更年期最明显的症状是神经系统的改变，更年期时人们往往会感到心神不宁、烦躁不安、易怒等，如果不及时给予合适的干预措施，男性更容易引起病程延长和引发精神疾病等严重障碍。可以说，早期治疗、采取适宜的方法治疗更年期病症，是提高全民生活质量和促进医学发展进步的一个重要目标。但在我们决定补充激素前，应检查一下自己的激素水平，确定自己的身体变化的确是由于激素缺乏导致的，而不是因为其他病因。

空军第 986 医院：宋慧芳

6

更年期关节痛
怎么办?

更年期关节痛为更年期综合征的运动系统症状，是因为卵巢分泌激素水平下降，骨钙流失而引起的运动系统变化。其特点是一般无明显外伤，症状表现为全身关节酸痛，尤以双手指关节肿胀、疼痛，膝踝关节疼痛为主，活动受限，尤其是下蹲及上下楼梯时症状明显，多发于 50 岁左右的绝经期女性。更年期关节痛影响人们的工作和生活，并易与骨关节炎及类风湿关节炎相混淆。长期的疼痛、身高的下降和运动功能的受限会严重影响人们的生活质量。

更年期用药必知
健康度过"人生小插曲"

此外，疼痛和行动不便会影响人们的精神健康，最终可导致抑郁和社交孤立。因此，更年期关节痛不可忽视。

一、如何区别更年期关节痛与疾病性关节痛？

雌激素在调节骨骼平衡中起着重要的作用，更年期会导致激素水平降低，因此生理上雌激素浓度的降低使绝经后的女性骨质疏松的风险增加。另一方面，更年期女性活动量减少，对骨骼机械性压力减弱，骨质吸收速度较骨的生长速度快，造成骨质疏松，并且低水平的激素与绝经后女性疼痛敏感性的增加有关。

有的更年期女性在这一特殊时期出现关节痛可能会误认为是类风湿关节炎、骨关节炎等，如果在出现更年期症状之前没有骨关节痛的症状，不必过度紧张，这种骨关节痛有可能是更年期所致，随着更年期的结束，同时实施一些积极的预防措施，骨关节痛会逐渐消退。但如果既往有类风湿关节炎等基础疾病，更年期时加重应继续积极进行原发疾病的治疗。

二、如何预防更年期关节痛？

1. 适当体育锻炼，可以减少骨质流失，保持骨骼健康。

运动有利于维生素 D 的形成和人体对钙的吸收，经常运动还可使关节更加灵活，改善肌肉的协调能力，减少钙的丢失，对预防骨质疏松症非常有意义。

2. 调整饮食结构，预防骨质疏松。

适量食用含钙量较高的食物，如乳制品、虾皮、豆制品等，以及富含维生素 D 的食物，如鸡蛋、蘑菇、鲑鱼等。尽量减少饮用咖啡和可可类饮料，以防影响钙质吸收。

三、如何治疗更年期关节痛？

1. 合理补充钙剂和维生素 D。

肠道只能吸收食物中的一小部分钙，一般不超过 35%，对于 50 岁以上和绝经后女性，钙的推荐摄入量为 1 000mg/d。营养调查显示：国内居民膳食摄入量平均为 366mg/d，故更年

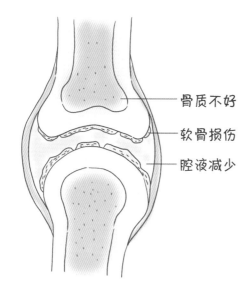

骨质不好

软骨损伤

腔液减少

期妇女还需补充钙 400～600mg/d。同时应补充维生素 D 400～600IU/d。维生素 D 的补充可预防骨质疏松，并且可促进肠道、肾小管对钙的吸收。常用的药物有骨化三醇和阿法骨化醇，用药期间应定期监测血钙、磷变化，防止发生高钙血症和高磷血症。

2. 科学选择玻璃酸钠，润滑关节腔，缓解关节疼痛。

随着年龄的增长，关节腔内的润滑液逐渐丢失减少，从而产生关节僵硬、疼痛。玻璃酸钠为关节滑液的主要成分，可采取关节腔内注射，一周 1 次，5 周为一疗程。

3. 适当补充氨基葡萄糖，保持关节软骨健康，预防或缓解关节疼痛。

软骨就像关节活动的缓冲垫，当软骨损坏后，关节活动的缓冲作用减弱，会引起关节疼痛。氨基葡萄糖是健康关节软骨的天然组织成分。随着年龄的增长，人体内氨基葡萄糖的缺乏越来越严重，会导致关节软骨不断退化和磨损。可以在补充氨基葡萄糖的同时配合补充硫酸软骨素，效果更好。

空军军医大学口腔医院：林瑶

7

更年期后骨质疏松的"补"与"防"

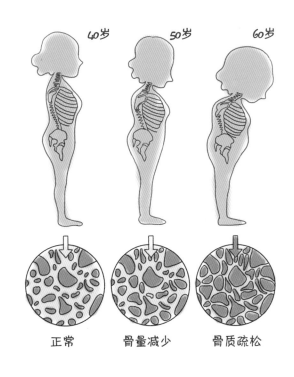

40岁　50岁　60岁

正常　骨量减少　骨质疏松

骨骼并不是一个自幼长成而后保持不变的静态器官，骨质的沉积与重建每时每刻都在进行着，骨形成与吸收处在一个动态平衡之中。在进入更年期后，由于性激素水平的急剧下降，骨转化骤然加快，骨吸收大于骨形成，骨质大量流失，从而导致骨质疏松症。其实随着身体的衰老，无论男女，均会遭受骨质疏松的打击，但因为性激素下降这个关键因素，使得这个时期的骨骼变化更加突出，更容易遭受骨质疏松的影响。

一、更年期骨质疏松的高危因素有哪些？

更年期骨质疏松的高危因素包括：低体重、性腺功能低下、吸烟、过度饮酒、饮过多咖啡、缺乏体力活动、缺乏运动、饮食中营养失衡、蛋白质摄入过多或不足、高钠饮食、钙和/或维生素 D 缺乏（光照少或摄入少）、存在影响骨代谢的疾病和应用影响骨代谢的药物。

如何判别自己是否具有骨质疏松的风险呢？下面是国际骨质疏松症基金会（NOF）的骨质疏松症风险一分钟测试题，只要其中一项回答"是"即为有骨质疏松风险。

（1）您是否曾经因为轻微的碰撞或者跌倒而伤到自己的骨骼？

（2）您的父母有没有过因轻微碰撞或跌倒就发生髋部骨折的情况？

（3）您经常连续3个月以上服用"可的松、泼尼松"等激素类药品吗？

（4）您的身高是否比年轻时降低了（超过3cm）？

（5）您经常大量饮酒吗？

（6）您每天吸烟超过20支吗？

（7）您经常腹泻吗（由于消化道疾病或肠炎）？

（8）女士回答：您是否在45岁前绝经？

（9）女士回答：您是否曾经有过连续12个月以上没有月经（除了孕期）？

（10）男士回答：您是否有阳痿或者缺乏性欲这些症状？

1. 定期到医院筛查

研究显示，60岁以上老年人中骨质疏松症发病率明显增高，以女性尤为突出。骨质疏松症会造成骨折发生率增加，严重影响更年期女性的生活质量。然而，骨质疏松性骨折是可防、可治的，尽早预防可避免骨质疏松症及骨折的发生，因此更年期女性应该进行骨质疏松风险评估。65岁或65岁以上的绝经后女性，不论是否有其他危险因素，均应到医院接受正规筛查。

2. 适当补充钙及维生素D

绝经后女性需要每日饮食摄入元素钙，其推荐摄入量参考值为1 000mg/d。每日钙的补充剂量达到参考值与饮食摄入量的差值即可。研究显示，补充维生素D可以独立地降低老年患者骨折和摔倒的风险。绝经后女性，维生素D的摄入参考值为400～600IU/d。但需注意维生素 D 补充量存在个体差异。

3. 适量运动

骨质疏松症防治的目标是预防骨折。对于有脆性骨折的患者或 T 值 ≤ −2.5（骨质疏松症）或 −2.5＜T 值＜−1.0（骨量减少）的患者，或是存在其他骨折危险因素的患者，均应给予治疗，因为有相当一部分骨量减少的患者也会发生骨折。

上面所提到的 T 值，是骨质量的一个重要标志，它反映了骨质疏松的程度，是预测骨折危险性的重要依据。临床上通常用 T 值来判断人体的骨密度是否正常，世界卫生组织（WHO）推荐的诊断标准是骨密度 T 值＞−1.0 为正常（一般人的 T 值在 −1～1 之间），−2.5＜T 值＜−1.0 为骨量减少，T 值 ≤ −2.5 为骨质疏松。）

运动量及运动方式等内容可参考"8. 拒绝更年期肥胖"。

三、如何治疗更年期骨质疏松？

更年期一旦发现骨质疏松或骨折也并不可怕，以下简要介绍了治疗骨质疏松的常用非激素药物，需要重点强调的是，所有骨质疏松治疗药物均应在医生、药师的指导下合理使用。

1. 钙和维生素制剂

（1）绝经后女性需要每日通过饮食摄入元素钙，其推荐摄入量参考值为 1 000mg/d。每日钙的补充剂量达到参考值与饮食摄入量的差值即可。

（2）补充维生素 D 可以降低老年患者骨折和摔倒的风险。绝经后女性维生素 D 的摄入参考值为 400～600IU/d。

（3）微量元素的摄入推荐量：铁 15mg/d；钠少于 6g/d，高血压和冠心病患者食盐以＜5g/d 为宜。

（4）维生素的补充建议：摄入维生素 A 3 000μg/d，维生素 B_1 1.2mg/d，维生素 B_2 1.0mg/d，维生素 B_6 1.5mg/d，维生素 B_{12} 2.4μg/d，维生素 C 100mg/d，维生素 E 14mg/d。在日常饮食补充不足的情况下，可适当添加复方维生素制剂。

2. 双膦酸盐制剂

双膦酸盐可强力抑制骨的重吸收,并且降低骨转换率,已被证明可有效预防椎骨和髋骨骨折。当经过 3～5 年的双膦酸盐治疗,骨密度已有明显改善且没有发生骨折时可以考虑暂时停药,切勿自行调整剂量或停药。

3. 选择性雌激素受体调节剂

雷洛昔芬、拉索昔芬、苯草昔芬可以降低绝经后女性椎骨骨折的风险。联合使用苯草昔芬和雌激素可以维持骨密度。

4. 1,25- 二羟维生素 D

可以促进机体对钙和磷的吸收,调节骨钙的沉积和释放。

5. 降钙素

可抑制破骨细胞对骨的吸收,同时促进骨骼吸收血浆中的钙,使血钙降低。

6. 甲状旁腺激素

甲状旁腺激素(PTH)可通过刺激骨的生成,有效降低椎骨和非椎骨骨折的风险。皮下注射,最长可使用 18 个月。使用期间注意监测血浆 PTH 水平,长期使用容易引起甲状旁腺功能亢进。

岁月的痕迹总是悄然而至,绝经后骨质疏松症就是一种十分隐匿的疾病,在很长一段时间里,身体可能感觉不到任何的不适。可一但出现症状,绝经后骨质疏松将严重影响生活质量。需要特别注意的是,补钙并非一朝一夕,大多数药物需要坚持服用一段时间方可见效。因此,是否需要治疗一定要请医生根据自身雌激素的情况提前预判,出现严重的骨质疏松症时,应及时就诊内分泌科、骨科进行相应治疗。

唐都医院:杨燕

更年期用药必知
健康度过"人生小插曲"

8

拒绝更年期肥胖

随着年龄的不断增长，因卵巢等性器官功能减退，激素代谢改变使得脂肪代谢改变，脂肪更易囤积，再加上运动器官退化，活动减少，机体对能量的消耗也相对减少，容易导致肥胖。而且进入更年期后，身体和精神都会受到一些影响，比如情绪波动较大，身体也会出现一系列的反应，如容易失眠、疲劳等，一些人会采取吃甜食和高能量食物来缓解。上面几个因素叠加在一起，就导致不少人一到更年期就出现体重蹭蹭往上涨的状况。

一、肥胖会产生哪些危害？体重控制在什么范围属于正常？

1. 心脑血管风险　易导致血脂、血糖及血压的异常，继而引发高脂血症、糖尿病、高血压等疾病。

2. 肌肉关节损伤　肥胖导致膝关节等运动关节负担加重，关节易受损。

3. 癌症风险　少数女性可发生子宫内膜癌、乳腺癌、结肠癌等癌症。

肥胖可对身体健康造成显著的影响，在绝经后女性中，肥胖已成为一个日益严重的问题，体重若减轻 5%～10%，就能有效改善那些与肥胖相关的多种异常状况。建议更年期正常的体重指数应保持在 18.5～23.9kg/m^2，随着年龄不断增长，标准可以适度放宽。

体重指数的计算方法：体重指数（BMI）= 体重（kg）/ 身高 ^{2}（m^2）。BMI ≥ 24kg/m^2 为超重，BMI ≥ 28kg/m^2 为肥胖，女性腰围 ≥ 80cm，男性腰围 ≥ 85cm 为腹部脂肪蓄积的界限。

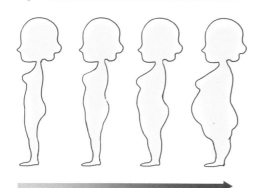

合理饮食 + 适量运动

激素水平降低、器官功能下降、代谢减慢

- 心血管风险　　· 肌肉关节损伤　　· 癌症风险

二、关于体重管理的几点建议

1. 从预防肥胖开始，莫等肥胖后再减肥。热量的摄入多于消耗，是肥胖的根本成因。对于热量的控制要循序渐进、逐步降低，并应同时增加身体消耗。减少热量 125～250kcal/d（这个数值相当于摄入 100～250g 的馒头），是较长时间内的最低安全水平。进入更年期，应适当减少碳水化合物的摄入量，总热量的摄入应较年轻时减少。饮食特点应为低热量、低脂肪、低盐、低糖，一般每日摄入谷类食物 250～400g 为宜，蔬菜 300～500g，水果 200～400g，饮水 1 200ml，奶 300ml。增加膳食纤维摄入量，每日可摄入 20～30g。粗细粮应该搭配食用，如将粗粮、杂粮和全谷物食品搭配起来，最好能达到每日 50～100g，每周食用 5～7 次。

2. 适宜的运动有益健康。适宜的运动可以提高机体脂肪的供能比例，可以改善脂质代谢，对维持正常血压、降低血清胆固醇水平、提高心肺功能都有积极作用。运动还可以改善人体心理状态，有助于消除焦虑。

3. 在运动锻炼中应尽量避免肌肉 - 关节 - 骨骼系统损伤。运动以有氧运动为主，如快走、慢跑及游泳等，锻炼的最佳方式为每周至少 3 次，每次 30 分钟，强度应达中等。可根据运动时的心率来控制运动强度，中等强度的运动心率一般应达到每分钟 150 次。建议每天进行累积相当于步行 6 000 步以上的活动。另外，每周增加 2 次额外的肌肉力量锻炼（如俯卧撑、举哑铃等），益处更大。

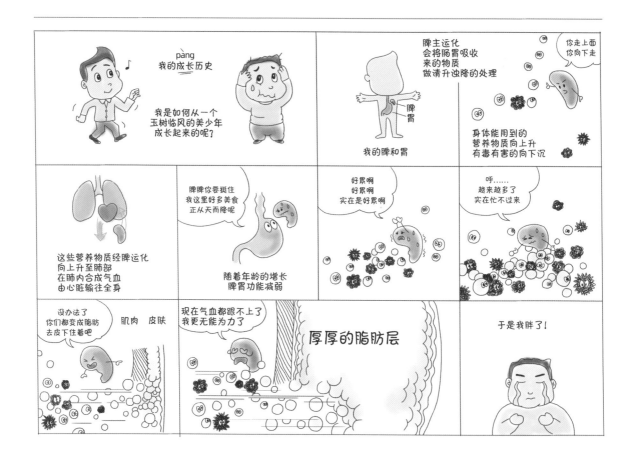

4. 控制好减重速度。轻度肥胖者，每月可稳定减肥 0.5～1kg，中度肥胖者，每周可减少体重 0.5～1kg。

三、中医药帮您摆脱更年期肥胖

《素问·遗篇》云："脾肾气虚，运化输布失司，清浊相混，不化精血，膏脂痰浊内蓄，而致肥胖"。一般来说，更年期肥胖，多因肾精渐亏而痰湿多、气虚所至。临床以脾肾气虚常见，肝胆疏泄失常可有之，需要专业医生辨证而治。

更年期肥胖症的中医辨症分型可以分为五种：

1. 脾虚湿阻型

【临床表现】形体肥胖、肢体困重、倦怠乏力、脘腹胀满、纳差食少、大便溏薄、舌质淡、苔薄腻、脉缓或濡细。此型临床上最为多见。

【治疗原则】健脾化湿。

【食物选择】扁豆、蚕豆、豌豆、赤小豆、绿豆、黄豆芽、绿豆芽、玉米、冬瓜、冬瓜皮、黄瓜、黄瓜皮、西瓜、西瓜皮、白菜、鲤鱼等。

【药物选择】参苓白术散加减

2. 脾肾两虚型

【临床表现】形体肥胖、虚浮肿胀、疲乏无力、少气懒言、动而喘息、头晕畏寒、食少纳差、腰膝冷痛、大便溏薄或五更泄泻、男性阳痿、舌质淡、苔薄白、脉沉细。重度肥胖症患者多为此型。

【治疗原则】温阳化气利水。

【食物选择】豇豆、刀豆、枸杞子、羊乳、牛乳、羊瘦肉、胡桃仁等。

【药物选择】真武汤加减

3. 胃热湿阻型

【临床表现】形体肥胖、喜食肥甘或消谷善饥、口臭口干、大便秘结、舌质红、舌苔黄腻、脉滑数。此型多为体壮的中青年肥胖者。

【治疗原则】清热化湿通腑。

【食物选择】白菜、圆白菜、芹菜、莴苣、竹笋、莼菜、莲藕、苦瓜、马齿苋、马兰草、荸荠、鸭梨等。

【药物选择】小承气汤加减

4. 肝郁气滞型

【临床表现】形体肥胖、两胁胀满、胃脘痞满、烦躁易怒、口干舌燥、头晕目眩、失眠多梦、月经不调或闭经、舌质黯有瘀斑、脉弦数或细弦。肥胖日久者可见此型。

【治疗原则】疏肝理气、活血化瘀。

【食物选择】香橼、橙子、橘皮、橘子、荞

更年期用药必知
健康度过"人生小插曲"

麦、高粱米、刀豆、白萝卜、茴香、茉莉花、山楂、茄子、酒、醋等。

【药物选择】柴胡疏肝散加减

5. 阴虚内热型

【临床表现】形体肥胖、头昏头痛、五心烦热、腰膝酸软、舌红少苔、脉细数或细弦。此型临床上比较少见。

【治疗原则】滋阴补肾。

【食物选择】银耳、黑木耳、黑豆、桑椹、甲鱼、猪瘦肉、鸭肉、鸭蛋、海参、海蜇、黑芝麻、猪肾等。

【药物选择】麦味地黄丸加减

具有减肥降脂作用，宜用于更年期肥胖症患者的中药有：决明子、荷叶、泽泻、白术、茯苓、防己、黄芪、何首乌、山楂、昆布、海藻、大黄、丹参、川芎、生地、虎杖、蒲黄、三七、红花、桃仁、王不留行、茺蔚子、女贞子、旱莲草、魔芋等。中成药有：减肥降脂片、降脂灵、月见草油胶丸等。需要注意的是：更年期肥胖症患者建议去正规医院咨询就诊，在中医理论的指导下辨证施治，方可获得预期的效果。

更年期身体难免受到激素水平的影响，食欲会变得旺盛，情绪会变得更加敏感，这些都是正常现象，不用过分担心，正视自己的变化，注意饮食合理，营养适当。当发现身体有发胖倾向时，适当限制摄入热量，主要是限制糖和脂肪的摄入，并适当增加运动，只要用对方法，相信大家一定可以战胜更年期肥胖。

唐都医院：杨燕

西京医院：赵瑾怡

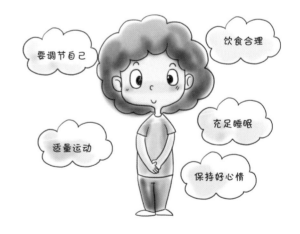

要调节自己　饮食合理　充足睡眠　适量运动　保持好心情

9

和更年期失眠说再见

更年期体内激素分泌水平逐渐或者骤然下降，性腺激素分泌紊乱，大脑神经中枢难以平衡调控，就会导致神经内分泌调节暂时性失控。这种调节失控，引起了神经系统功能紊乱，从而使人产生焦虑、兴奋及失眠等症状。更年期的各种身体不适，也会导致情绪的紧张、焦虑、烦躁等，进一步加重失眠。睡眠不好，会使生活质量下降，那么该如何缓解更年期失眠症状呢？

一、这些办法让您睡得好一点

更年期女性每日理想的睡眠时间为 7～8 小时，午睡为 15～20 分钟。如果睡眠时间不足 7 小时，也不必紧张，7～8 小时是我们大多数人生理需求的理论值，但是每个人和理论值之间可能存在差异，要根据自己的情况来看。当您的睡眠变差了，请您记住："这是正常现象，是每个人必须要经历的过程，我们的身体要进入另一个阶段，我们要适应另一段旅程"。在思想上要轻视它，过度的重视可能会导致情绪紧张，反而会加重失眠。但是，在战略上我们要相对重视，您可以这么做：

1. 吃得好才能睡得香

（1）适当减少碳水化合物的摄入，饮食特点应为低热量、低脂肪、低盐、低糖。一般每天摄入谷类食物以 250～400g 为宜，蔬菜 300～500g，水果 200～400g，牛奶 300ml，饮水 1 200ml。

（2）增加膳食纤维的摄入，一般每天 20～30g。粗细粮应该搭配食用，如将粗粮、杂粮和全谷物食品搭配起来，最好能达到 50～100g/d，每周食用 5～7 次。

（3）微量元素的每日摄入推荐量如下：钙

1 000mg；铁 15mg；钠少于 6g，高血压和冠心病患者以 5g 以下为宜。

（4）维生素的每日补充建议：摄入维生素 A 3 000μg，维生素 B_1 1.2mg，维生素 B_2 1.0mg，维生素 B_6 1.5mg，维生素 B_{12} 2.4μg，维生素 C 100mg，维生素 D 20μg，维生素 E 14mg。

2. 睡前放松好入睡

烦躁和焦虑容易导致失眠，而失眠会进一步加重烦躁和焦虑，所以合理地调节情绪保持良好的心态是非常重要的。睡前让大脑和身体充分放松，有助于安抚情绪，尽快进入睡眠状态。可以根据个人喜好，选择阅读轻松诙谐的文章、漫画，听自己喜欢的轻音乐，或通过冥想等方法从白天的诸多烦杂事务中抽脱出来，放松大脑。也可以通过按摩、泡脚来促进血液循环，放松身体，帮助入睡。

3. 规律睡眠要养成

一个稳定的睡眠习惯（每晚固定时间睡觉，早上固定时间起床，不熬夜、不赖床），可以形成条件反射"到点就困"，易于入睡。

4. 运动助眠有保障

适宜的运动有益健康，可以提高脂肪的利用率，改善脂肪代谢，对维持正常血压、降低血清胆固醇水平、提高心肺功能都有积极作用。运动还可以改善人的心理状态，有助于消除焦虑，从精神到身体"助攻"睡眠，保障睡眠质量。

更年期运动需注意：①在运动过程中要避免关节、肌肉及骨骼的损伤，锻炼的最佳方式为每周至少 3 次，每次 30 分钟，强度达中等（根据运动时的心率来控制运动强度，中等强度的运动心率一般应达到 150 次/min）。另外，可每周增加两次额外的肌肉力量锻炼，益处更大。②建议每天进行身体活动，累计步行 6 000 步以上，根据自身情况，不宜过多。③运动最好在白天进行，要避免睡前 3 小时内运动，否则运动所产生的身体和精神兴奋会影响睡眠。

二、安眠药不可怕，合理使用利大于弊

睡眠是人体恢复精神和解除疲劳的过程，充足的睡眠、均衡的饮食和适当的运动，是国际社会公认的三项健康标准。暂时的失眠可能不会

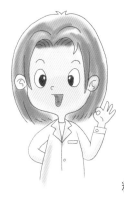

安眠药
遵医嘱
安全又健康

对身体造成严重的伤害，但是当失眠持续出现，并已经对身体、精神、生活产生影响时，则需要在医生的建议下使用安眠药来矫正睡眠。安眠药并不可怕，不要过度紧张，在医生的指导下，合理使用安眠药不仅能治疗失眠，同时也可减轻精神紧张、焦虑和不安症状，对身体的影响是利大于弊的。

1. 如何正确使用安眠药？

医生会针对失眠的原因和类型（如入睡困难、睡眠时间短、多梦等）选择适合的药物治疗。患者在使用安眠药时应注意以下事项：

（1）**服药期间禁止饮酒**。饮酒初期酒精对人体起到的是兴奋作用，但随着饮用量的增加又转为镇静作用。因此，少量饮酒时，酒精的兴奋作用可以抵抗安眠药的镇静作用，安眠作用减弱；大量饮酒后，安眠药和酒精可产生双重镇静作用，易导致昏睡，使患者出现呼吸变慢、血压下降，甚至昏迷不醒、休克、呼吸停止而死亡。过量的酒精还有激发安眠药中毒的可能。

（2）**半夜醒来最好不要追加安眠药**。这样做易使药物在体内蓄积，可能带来抑制呼吸和抑制大脑神经等严重后果。

（3）**避免长期使用安眠药，易产生依赖**。长期服用安眠药，身体及精神对其易产生依赖性，不吃安眠药就无法入睡，甚至感到全身难受、情绪紧张。所以，一定要在医生的指导下使用安眠药，不可长期服用。

2. 需要长期治疗的患者，宜按需服用，具体应怎么判断？

根据夜间睡眠的需求，上床 30 分钟后仍不能入睡时；夜间醒来无法再次入睡，且比通常起床时间早 5 小时，可按需服用安眠药。

但需要注意的是：抗抑郁药不能采用按需服用的方法，应连续服药。

3. 什么时候应考虑更换药物？

安眠药连续使用不宜超过 4 周，超过 4 周应去医院请医生重新评估安眠药用药方案。当出现以下情况，可咨询医生考虑换药：①服用推荐的治疗剂量，安眠作用不明显；②之前服用有作用，一段时间后作用不明显；③存在不能忍受的不良反应；④与其他疾病的治疗药物有相互作用时；⑤使用超过 6 个月。

4. 应如何停药？

当患者感觉能够自我控制睡眠时，可考虑在医生或药师的指导下逐渐停药，对于连续使用安眠药治疗的患者应注意：①避免突然中止药物治疗，以减少失眠反弹；②停药应逐步减停，有时需要数周至数月；③常用的减量方法为逐步减少夜间用药量和 / 或变更连续治疗为间歇治疗。

更年期失眠是激素降低＋情绪焦虑引起的，可以从饮食及生活习惯方面来改善失眠，也可以在医生的指导下使用药物治疗失眠。更年期不可怕，失眠不可怕，思想上轻视，战略上重视，挥一挥衣袖，与更年期失眠说拜拜！

西京医院：赵瑾怡

10

更年期不抑郁，
正确看待抗抑郁药

更年期由于雌激素水平降低，可出现血管舒缩障碍和神经精神症状，表现为潮热、出汗、情绪不稳定、不安、抑郁或烦躁、失眠等，称为更年期综合征。又有兴奋型和抑郁型之分，兴奋型表现为情绪烦躁、易激动、失眠、注意力不集中、多言多语、大声哭闹等；抑郁型表现为焦虑、内心不安甚至惊慌恐惧、多疑、记忆力减退、缺乏自信、行动迟缓、反应淡漠等。更年期抑郁是多种因素综合作用的结果，有社会、心理方面的因素，也有生物学方面的因素。社会心理方面的因素包括工作、生活的压力，退休后生活的改变，以及慢性病、身体的衰老等；生物学因素中性激素减少是重要原因。

一、更年期抑郁症不用怕，合理使用药物助您走出阴霾

心理治疗和社会支持对于更年期抑郁症的治疗非常有帮助，但对于严重的更年期综合征，药物不可或缺。药物主要包括激素和抗抑郁药。更年期抑郁症的发病原因复杂，难以通过某种单纯方式防治，需要采取综合治疗措施，目前对于更年期情绪障碍的药物治疗有三种：抗抑郁药治疗、激素治疗以及激素联合抗抑郁药治疗，但各有侧重。单用激素治疗可以减轻潮热症状，改善睡眠，但对于主要表现为抑郁者疗效欠佳；加抗抑郁药可以提高其抗抑郁效果，缩短治疗起效时间。心理干预及中医药治疗更年期抑郁症，也是不错的选择。

二、常用的抗抑郁药有哪些？

临床常用的抗抑郁药有三大类：

1. 5- 羟色胺再摄取抑制剂（SSRIs）类药物

包括氟西汀、帕罗西汀、氟伏沙明、舍曲林、西酞普兰、艾司西酞普兰，俗称"六朵金花"，是目前临床治疗的一线用药。这几种药物对抑郁症患者疗效大体相当，但起效较慢，一般用药后 2～4 周方能起效，使用时应从小剂量起始，逐渐增量至有效剂量。一般选择在早餐后服药，但是如果服药后出现倦睡、乏力，可以改在晚上睡觉前服用。

这类药物的主要不良反应为消化道反应，如恶心、呕吐、腹泻，此外还会引发睡眠障碍，表现出困倦和嗜睡，并且会引发性功能障碍，如性高潮障碍、勃起功能障碍和性欲减退等。

2. 5- 羟色胺和去甲肾上腺素双重抑制药物（SNRIs）

如文拉法辛、米氮平等。相对起效比较快，对某些难治性抑郁疗效较好。文法拉辛起效较快，在服用后 1～2 周内可见效，也是一线治疗药物，适用于抑郁伴焦虑者，对严重、难治性抑郁症疗效好，有效剂量和严重程度密切相关，也就是说低剂量对轻症效果好，大剂量对重症效果好。

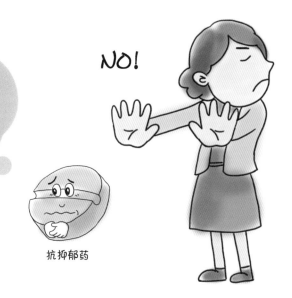

我明明和其他药物一样可以给人们除去病痛，但人们说我副作用大，说我会成瘾，他们宁愿扛着严重的抑郁、焦虑情绪都不愿让我来帮助他们……其实我很好

NO!

抗抑郁药

3. 三环类抗抑郁药物

如多塞平、阿米替林、丙米嗪等。这类药物价格便宜，但副作用较大，主要是口干、心率加快、排尿困难等，服用过量还有生命危险，现在已经很少用于抑郁症的治疗了。

三、抗抑郁药会不会成瘾？

抗抑郁药属于精神科药物，不会成瘾。导致大家以为抗抑郁药会成瘾的原因是，治疗抑郁症的药物使用周期长，有些患者不遵医嘱，随便加量、减量、停药或擅自换用其他药物，导致病情反复，症状控制不佳，或是出现不良反应，使大家误认为是抗抑郁药有成瘾性。

四、说明书上罗列了好多不良反应，不吃抗抑郁药，靠自身的毅力来对抗是不是也可以？

药物是把双刃剑，可以治病，也会有不良反应，说明书上的确罗列了好多不良反应，从胃肠道反应到过敏反应，再到一些中枢方面的反应，如失眠、焦虑、痉挛等，但是，如果抑郁症状比较严重，一定要及时就医并依靠药物治疗。千万不要听信广告自行购药，一定要遵医嘱，规律服药是最好的治疗方法。

更年期用药必知
健康度过"人生小插曲"

五、决定服用抗抑郁药了，有什么需要特别注意的吗？

1. 剂量逐步增加

开始治疗时，医生会为您选择最小有效剂量，这样可以使不良反应减至最小，提高您服药的依从性，如果疗效不佳，医生会根据不良反应和您的耐受情况，逐步增加剂量。要注意的是，抗抑郁药需要服用比较长的时间，一般需要超过4～6周。

2. 心急吃不了热豆腐

任何药物起效都需要一定的时间，尤其是抗抑郁药，不是立竿见影就能起效。这类药物起效比较慢，使用的疗程一般比较长，显效的时间一般在使用后的4～6周，起效最快的抗抑郁药也需要大概1周的时间。因此，对于抑郁症的治疗要有足够的耐心，在治疗的过程中也不能频繁的更换药物。

3. 不能见好就收

如果已经采用了药物治疗的方法，希望自己能恢复到正常状态并能保持，一定要根据医生的指导慢慢地停药，吃药的目的是治疗疾病，所以在停药的过程当中也要规范。抗抑郁药切忌突然停药，突然停药或减量过快，会出现不良反应，如情绪烦躁、易激惹、头晕、感觉障碍、焦虑、意识模糊、头痛、昏睡、情绪不稳定、失眠和轻度躁狂等，所以要逐渐减量而非突然停药。若减量或停药后出现无法耐受的症状，医生还会考虑恢复到先前的剂量，随后再继续减量，但会把减量的速度放得更慢。

通过上面的讲解，我们知道在规范的药物治疗下更年期抑郁症其实并不可怕。但药再好，用得不好也起不到作用，因此一定要注意：一是谨慎换药，就算要换用不同种类的药物，也应该间隔一定的时间，以利于药物的消除，防止药物发生相互作用；二是尽可能单一用药；三是切记要足量、足疗程；四是主动配合，遵医嘱按时按量服药。有了我们对更年期抑郁症的正确认识和正确的用药观念，再加上我们积极乐观的生活态度、健康的生活方式，以及家人和朋友的关爱和支持，一定可以战胜更年期抑郁症！

唐都医院：刘琳娜

11

传统中药调理，更年期的"绿色"选择

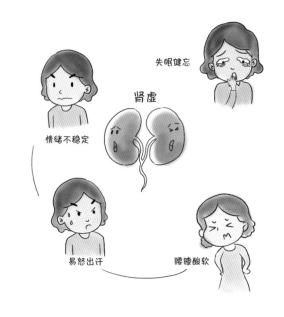

失眠健忘

肾虚

情绪不稳定

易怒出汗

腰膝酸软

中医虽没有"更年期"这个术语，但早在《黄帝内经》里就有着十分清晰的描述与记载：女子"七七，任脉虚，太冲脉衰少，天癸竭，地道不通，故形坏而无子也。"从中医观点来看更年期综合征是肾气不足，天癸衰少，以至阴阳平衡失调所造成的。女性在停经前后，肾气渐衰，脏腑功能逐渐衰退，使人体阴阳失去平衡，因而出现各种症状，所以肾虚是致病的根本。出现面红潮热，身热汗出，眩晕头胀等症状，中医认为是阴虚火旺甚至阴虚阳亢所致。那么怎样使用中药调理更年期症状呢？

一、更年期保健可选用的食疗方和药茶

更年期如果没有明显不适，可根据自身情况，选用药食同源的中药进行食疗，下面就为大家推荐一些常用的食疗方和药茶。

食疗方推荐如下表

名称	配方及制法	适宜人群
麦枣糯米粥	小麦 30g、大枣 10 枚、糯米 100g，共煮粥，加少量冰糖或蜂蜜	心气不足、神经衰弱、失眠健忘、心神不安
枣仁合欢粥	酸枣仁、合欢皮各 30g，红枣 10 枚，粳米 50g。将枣仁、合欢皮水煎取汁与粳米、红枣共煮成粥	易怒忧郁、虚烦失眠
附片鲤鱼汤	制附片 15g、鲤鱼 1 条（约 1 斤），先用清水煎煮制附片半小时后，将鲤鱼剖肚洗净后放入同煮 1 小时	头晕目眩、耳鸣腰酸或下肢水肿、畏寒喜温或白带清冷、小腹冷痛
清蒸杞甲鱼	甲鱼 1 只（约 1 斤）、枸杞子 50g。甲鱼去内脏，洗净，枸杞子放入甲鱼腹内，加葱段、生姜、大蒜、料酒、盐等适量，上笼清蒸，待熟即可。吃甲鱼、枸杞子，喝汤	口干、烦热、潮热虚汗、腰膝酸困

　　药茶是在茶叶中添加食物或中药，或不含茶叶，由食物和中药经冲泡、煎煮制作而成的具有一定疗效的饮用品。

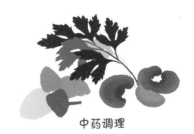

中药调理

药茶推荐如下表

名称	配方	适宜人群
甘麦大枣茶	炙甘草 9g、淮小麦 30g、大枣 9 枚（去核），水煎煮，饮用，每天 2 次	心烦、易怒、失眠多梦、没事唉声叹气、便秘等
小麦红枣茶	浮小麦 30g、红枣 20 枚。将浮小麦捣碎，红枣去核，一同放入砂锅中，水煎煮，饮用，每天 1 次	容易出汗
白术叶茶	白术叶 3～5g，揉碎为粗末，放入杯中，开水冲泡代茶饮	容易出汗
黄花茶	黄花菜 100g、合欢 15g，醋香附、郁金、菖蒲、茯神、生地黄各 12g，百合 30g，大枣 6 枚。用开水冲泡，代茶饮用	情绪低落、容易疲劳、记忆力减退
柏子仁茶	柏子仁 10～15g。将柏子仁捣烂，放入杯中，用开水冲泡，代茶饮用，每日 1 次	出汗、心慌、失眠、健忘、多梦等

更年期用药必知
健康度过"人生小插曲"

名称	配方	适宜人群
枣仁夜交藤合欢茶	酸枣仁、夜交藤各 30g，合欢花、合欢皮各 10g，生甘草 5g，水煎后代茶饮	心悸、乏力、心烦、健忘、多梦、失眠
合欢红枣茶	取合欢花 1 朵、红枣 5 枚、冰糖适量，一起放入杯中，加入开水，加盖后浸泡 10 分钟，饮用	失眠、情绪烦闷
小麦茯苓麦冬茶	浮小麦（捣碎）30g、茯苓 15g、麦冬 12g。将以上三味中药水煎两次，取汁混匀，饮用，每日 1 次	厌食、出汗
黄芪山药茶	黄芪 5g、山药 10g。二者洗净，提前用适量清水浸泡 30 分钟，然后将药材与浸泡的水一起倒入药锅里，放在炉灶上煎煮。小火慢慢煎煮 30 分钟，将茶汁控出，药汁晾温后即可饮用	疲倦乏力、食欲不好
参枣茶	红枣 5 枚、西洋参 5g。将红枣放入 500ml 的沸水中小火煮 3 分钟，参片放入杯中，注入红枣水，盖盖焖 10 分钟；或将所有的材料放入保温杯中，冲入 500ml 开水焖 20 分钟	心烦、疲倦乏力
车前叶甘草茶	车前叶 12g（鲜品 50g）、生甘草 6g。洗净后，同入锅中，加水 1 大碗，煎 10 分钟左右，去渣取汁即可代茶饮用。也可放入茶壶内，冲入开水闷泡 15 分钟后随意饮服，可续水再饮，每日 1 次	尿路感染
淡竹叶灯芯草茶	淡竹叶 9g、灯心草 3g、绿茶 3g。一同放入保温瓶中，用开水冲泡，闷 10 分钟左右，即可饮用。可续水全天代茶饮，每日 1 次	小便不利，尿少涩痛，短少而色黄，尿道热痛及心烦失眠
通下润肠茶	麻子仁、甜杏仁各 5g，蜂蜜 1 匙。将麻子仁压破，与甜杏仁一同放入锅中，加入 500ml 热水，煮沸，再加入蜂蜜后即可饮用	便秘、皮肤干燥

二、治疗更年期综合征可选用的中成药

如果更年期出现一系列不适症状，如头面烘热、多汗、怕冷、烦躁、头晕头痛、失眠、肢麻、体痛、心神不宁、血压增高、心慌、月经失调、出血过多、贫血等，称为更年期综合征。这些症状虽然严重程度不一，但困扰着多数停经前后的女性，可根据实际表现出来的不适症状选用相应的中成药。

治疗更年期综合征可选用的中成药如下表

表现类型	类型一	类型二	类型三	类型四
临床症状	腰膝酸软、怕冷、手脚冰凉、白带清稀或性欲减退、小便次数增加或出现遗尿、小腹部发胀怕冷、下肢浮肿、体质偏寒	心烦、手足心发热、头晕耳鸣、失眠多梦、腰膝酸软或伴有口干舌燥、舌质红、少苔	易烦躁、激动、发怒，伴有头晕耳鸣、腰痛、足心热、汗多经常汗流浃背，舌红或暗	倦怠乏力、头晕头痛、记忆力减退、面色萎黄、食欲低下、白带量多、舌淡、苔薄滑
中药选择	右归丸、金匮肾气丸、附子理中丸	左归丸、六味地黄丸、坤宝丸、更年安、知柏地黄丸、天王补心丹	加味逍遥丸、丹栀逍遥散、坤宝丸、柴胡疏肝丸、杞菊地黄丸、脑乐静口服液、更年安片、坤泰胶囊	人参归脾丸、归脾丸、人参养荣丸、定坤丹、参茸卫生丸、八珍汤

三、更年期综合征针对性治疗可选用的中药

1. 更年期抑郁症

可选用金匮肾气丸、逍遥丸（散）、桂枝茯苓丸或柴胡加龙骨牡蛎汤。结合心理干预，效果更佳。

2. 更年期失眠症

可选用天王补心丹、心神宁片、枣仁安神颗粒（胶囊）、乌灵胶囊、柏子养心丸、黄连阿胶汤等方药治疗，结合适量运动或心理干预等。

3. 更年期便秘

柴胡疏肝散联合归脾汤，食疗、药茶、艾灸等方法，结合适量运动。

4. 更年期阴道炎

可结合中药熏洗，如采用中药方：金银花14g、百部13g、紫草10g、生黄芪10g、白鲜皮10g、苦参10g、淫羊藿5g、龙胆草5g、黄连2g。上述药物水煎后坐浴熏洗，每天1付，每天2次，持续治疗7天。

四、中药足浴方

女性用足浴方：将红花、地龙、鸡血藤、丝瓜络、丹参、艾叶、干姜、川芎、首乌藤、木香、细辛等中药进行煎煮，每晚煎取药液1500ml进行足浴，每次持续30分钟左右，每天1次，连续治疗1个月。

更年期用药必知
健康度过"人生小插曲"

女性缓解焦虑足浴方： 益母草 20g、木香 15g、黄芪 30g、王不留行 15g、枳壳 15g、制大黄 10g、厚朴 15g 粉碎，装药包。将药包放入足浴桶中，加入 3～4L、温度 42℃左右的温水，每次泡脚约 20 分钟。每日泡脚一次至缓解。

男性用足浴方： 仙茅 12g、淫羊藿 12g、巴戟天 12g、当归 10g、知母 10g、黄柏 10g、炙首乌 12g、山萸肉 12g、黄荆子 12g、紫荆皮 12g。每天一付药，水煎煮 2 次，取汁 2 000ml，每天 2 次，每次 30 分钟，水温保持在 40℃，连续足浴浸泡，1 个月为 1 个疗程。

五、中药芳香疗法

中药芳香疗法主要包括焚香、佩香、沐香和服香等形式，有文字记载可以追溯到《山海经》《黄帝内经》时期，经历数千年，积累了丰富的理论和实践经验，具有提神醒脑、辟邪逐秽、除瘟疫、驱蚊虫、通经活络、调理气血、抗皱护肤等功效。所以，中药芳香疗法对更年期出现的情绪不稳、失眠多梦、抵抗力下降、全身不适等均有较好的作用，您可以根据情况适当选用。这里介绍常用的两种方法：

1. 焚（薰）香法

指燃烧香料药物，借烟薰来防病治病的方法。可以作用于身体各部位，也可用于衣物、被褥等。

檀香： 点燃后能够舒缓压力、治疗失眠等。市售有相关产品。

艾灸： 通过热量传导，中药有效成分作用于特定部位或穴位，发挥祛病、强身的作用。目前市售有各种艾灸用品，用于身体不同部位，没有医学基础的人士能够很快掌握用法。在治疗失眠、疼痛、经络气血瘀滞等方面作用显著。

2. 佩香法

是将芳香类中药粉末装在特制的囊状布袋或绸袋中，用线直接串系，佩戴在颈项、胸前、腰际、手臂等处，或装入贴身衣袋内以防治某些疾病的一种方法，也可以放置于床头或枕边。市售有香囊袋，您可以根据实际需要，将中药粉碎后装入囊袋中进行调理。以下配方供您参考：

▲ 安神香囊配方：酸枣仁、远志、木香、茯神、柏子仁、合欢花等。

▲ 解忧香囊配方：佛手、郁金、木香、沉香、玫瑰花、合欢花、冰片等。

▲ 芳香美颜配方：桃花、红花、玫瑰花、百合花、艾叶。

▲ 沁香瘦身配方：藿香、佩兰、陈皮、桂花、月季花。

▲ 消除疲劳配方：金银花、夏枯草、竹茹、菊花、灯芯草、蚕沙等。

▲ 预防流感配方：苍术、艾叶、藿香、白芷、薄荷、防风、川芎、肉桂。

温馨提示：香囊中的中药每 7～10 天更换 1 次。上述推荐配方中各药味的配比除冰片等药外，一般按等份量配比（一般 2～3g），总量按香囊袋大小确定。

另外，从中药中提取出的挥发油（如当归挥发油、广藿香精油、薄荷油、辛夷精油等）外用也能发挥一定的作用。

总之，对于更年期导致的心烦气躁、夜间盗汗、手足心热、睡眠欠佳的朋友们来讲，选用中药来调理是一种有效的自我调理方式，而且还可根据个人情况，选择中药外敷、中药药浴等多种方式来缓解不适、增强信心，以平稳度过更年期。

空军第 986 医院：黄黎明

更年期用药必知
健康度过"人生小插曲"

12

更年期不适，
不想吃药怎么办？

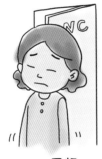

尿频

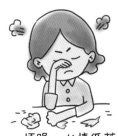
烦躁、心情低落

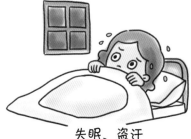
失眠、盗汗

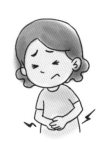
月经紊乱

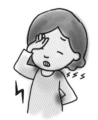
腰酸背痛

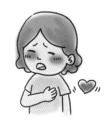
心悸、热潮红

进入更年期后，身体会出现不少不适的症状，虽然这不是疾病，是人体进入新的阶段需要经历的正常过程，但身体出现的一系列症状会让人感到生活质量下降。于是很多人希望通过服用保健品来进行调理，让更年期不那么难受，可以平稳度过。这个想法没错，但一定要选择正规和适合自己的产品，切勿盲目跟风，轻信虚假广告，让简单的身体不适反而变成了疾病。而且，除了服用保健品，还有一些其他的调养方式可以选择，下面我们就一块来了解一下。

如何调养更年期常见状态？

更年期用药必知
健康度过"人生小插曲"

西医认为，更年期不适主要是由于体内激素降低而导致出现月经不规则或闭经、潮热出汗、心悸失眠、抑郁、易激动、血压波动、皮肤麻木等症状。可以通过控制高脂肪和含糖高的食物摄入，多摄入含丰富异黄酮的豆腐或豆奶，吃富含硼的苹果、葡萄，来防止雌激素水平降低。

1. 维生素

可以吃一些维生素 E，因为维生素 E 是雌激素的合成原料，适当补充维生素 E 对减缓激素降低可有一定效果。除了维生素 E，维生素 B 可以改善更年期精神状态，缓解更年期情绪波动。

2. 大豆异黄酮

是一类植物雌激素，由 12 种单体组成。其结构与动物的雌激素 17-β 雌二醇化学结构十分相似，因此而有一些类雌激素的作用，可改善更年期妇女由于雌激素降低而产生的一系列临床症状。但是大豆异黄酮可刺激绝经前妇女乳腺增生和子宫内膜增生，因此，此类物质绝经前期女性慎用。

中医认为，更年期为肾气渐衰，天癸将竭，冲任虚损，精血不足，阴阳失调所致。因此，补气养血、疏肝解郁是调理更年期症状的思路，但须在中医师的辨证指导下进行调理。

1. 阿胶补血，但不适合所有更年期妇女。

阿胶滋阴补血，其熬制而成的阿胶糕近年来备受更年期女性关注，但值得注意的是，并不是所有更年期女性都可以食用，如脾胃虚弱者不适合食用。因此，最好经过专业辨证后，再行食用。

2. 蜂王浆功效难说，更年期女性不都能用。

蜂王浆是工蜂咽部上颚腺分泌的乳白色或淡黄色胶状物，是一种活性成分极为复杂的纯天然生物产品，由于蜂王浆含有微量的性激素而备受更年期女性关注。但除了营养作用，目前尚未有科学证据证明蜂王浆的功效。值得注意的是患有乳腺疾病、卵巢子宫疾病，以及低血糖的患者不能吃，会加重病情。

三、其他调养方式

1. 推拿

可以通过刺激经络、穴位来调节脏腑功能，采用疏通气血和扶正补虚的按摩手法，可控制更年期综合征的病因病机。推拿对更年期的心理应激、睡眠障碍等具有一定的效果，而对潮热等症状效果并不理想。

2. 其他方法

包括情志治疗、生活调理、中医健身运动等。在现代，更年期综合征的发生与情志失常、生活不规律、少运动关系密切，通过情志治疗、生活调理、中医健身运动可以控制体重、改善睡眠质量、降低心理应激水平，改善"下丘脑－垂体－性腺轴"功能，抑制功能紊乱，从而全面地减轻更年期综合征症状。

更年期是一件很正常的事情，您需要对它有所了解，但是也不要过度关注，这样容易放大更年期不适的感觉。不妨培养一些兴趣爱好来转移注意力，比如听音乐、练书法、打太极、跳舞等都是比较好的方式。再配合以上方法来调节身体的不适，希望能够帮助您平稳地度过更年期。

西京医院：赵瑾怡

13

更年期 "私密" 部位感染, 抗菌药物要用好

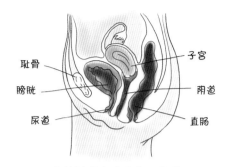

女性泌尿生殖系统示意图

许多女性都有过尿路感染或妇科炎症的困扰，一半以上的女性一生中至少有过一次有症状的尿路感染，每年约有 2%～10% 的女性患尿路感染，生殖系统感染在女性中的发病率更是高达 40%。雌激素可维持阴道上皮适当的糖原贮存，供应乳酸杆菌的生长，乳酸杆菌生产的乳酸可以维持阴道 pH 在 4.5 或更低，从而减少或抑制尿道口周围致病菌繁殖，使女性尿路感染的发生率降低。更年期及绝经后的女性由于雌激素水平降低，不能维持正常的阴道 pH，局部抵抗力下降，导致致病菌生长。而且雌激

素分泌减少还会导致阴道、尿道黏膜上皮变薄、萎缩，角化细胞减少，阴道自洁功能降低，细菌易于在前庭和阴道内繁殖，诱发阴道炎及尿路感染。因此更年期女性更容易引起泌尿生殖系统感染，而且反反复复，迁延不愈。

一、更年期女性泌尿生殖系统感染有哪些表现?

最常见的更年期泌尿生殖道疾病包括老年性阴道炎、滴虫性阴道炎等，表现为白带增多、外阴干涩、瘙痒、性交疼痛，检查可发现阴道黏膜点状充血；其次是萎缩性尿道炎，表现为尿道肉芽肿或血管性息肉、尿急、尿频、尿痛、排尿困难，偶有血尿，但尿常规检验结果可能正常；另外还有子宫脱垂及阴道前后壁膨出。

更年期用药必知
健康度过"人生小插曲"

二、泌尿生殖系统感染了怎么办？

1. 及时就医

一旦出现尿频、尿急、尿痛、外阴不适、白带异常、小腹疼痛等症状应及时就医，做尿液、阴道分泌物等检查，同时接受治疗。

首先，一定要去正规医院就医，留取尿液标本和阴道分泌物标本，确定感染部位，同时确定是什么病原菌感染，如此医生才能选定治疗药物和治疗方法。

（1）如果是萎缩性阴道炎，使用外用抗菌药物可以很好地抑制细菌生长，同时可局部或全身补充雌激素，增加阴道抵抗力。

（2）如果是尿路感染，首先要明确感染的是下尿路、膀胱，还是肾盂，同时根据感染严重程度（如检验指标、症状等）选择是否使用抗菌药物，以及抗菌药物的种类、剂量及疗程。

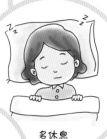

多饮水

多休息

勤排尿

● 对于急性单纯性下尿路感染，口服抗菌药物治疗时，至少要服用3天，不可因为症状消失而提早停药。如果出现反复尿路感染，需要取中段尿，进行培养，以明确病原菌，选择敏感的抗菌药物，并要遵从医嘱适当延长疗程。

● 对于急性肾盂肾炎，口服抗菌药物至少14天。

● 严重的伴有全身症状的肾盂肾炎，需要住院治疗。

（3）如果检查指标显示尿里有细菌，但是没有任何尿频尿急尿痛的症状，只需要做好清洁护理，不需要治疗。

2. 改善生活习惯

● 急性期注意休息，多饮水，勤排尿，促进细菌及炎性分泌物的排出。

● 积极寻找病因，及时去除诱发因素，如排便习惯、避孕方法、卫生习惯等。

更年期用药必知
健康度过"人生小插曲"

三、尿路感染抗菌药物选用有讲究，药选对了效果好

√ 抗菌药物选用原则上应根据病原菌种类及病原菌对抗菌药物的敏感性，即细菌药物敏感试验（药敏试验）的结果而定。

√ 应选择尿中药物能达到有效浓度的抗菌药物，否则即使药敏试验显示敏感，但尿中浓度不足也不能有效清除尿路中的病原菌。

尿中浓度较高的口服抗菌药物有：阿莫西林、阿莫西林克拉维酸钾、头孢氨苄、磷霉素氨丁三醇、左氧氟沙星、诺氟沙星、环丙沙星、呋喃妥因等。

√ 下尿路（膀胱、尿道）感染应首选口服抗菌药物，如果有吞咽困难、呕吐、严重腹泻等情况才可静脉给药。

√ 上尿路感染（肾盂肾炎）多选用静脉用药，待体温恢复正常，症状明显减轻，血象、尿常规等指标好转，稳定后可改为口服治疗。

√ 抗菌药物疗程因感染不同而异，对于急性单纯性下尿路感染，疗程基本少于 7 天，但上尿路感染，疗程一般为 2 周。对于反复发作的尿路感染，可根据情况适当延长疗程。

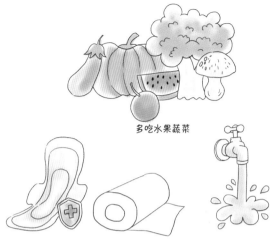

多吃水果蔬菜

使用合格卫生纸和卫生巾　　　　用清水清洗

四、更年期女性预防泌尿系统疾病时要注意的问题

▲ 平时注意卫生，更年期女性外阴皮肤一般比较干燥，而且出现萎缩，因此不要随意使用香皂、药液清洗外阴，而要用清水清洗。

▲ 选用质量合格的卫生纸、卫生巾，内裤、盆具、毛巾不要与他人混用。

▲ 注意加强营养，多进食富含维生素的食物，对促进阴道黏膜愈合、消炎有好处。

西京医院：曹珊珊

14

更年期还需要避孕吗?

更年期的女性卵巢功能开始下降，月经变得不规律，经量也明显稀少，但仍会有不规则的排卵。只要有成熟的卵泡排出，女性就有怀孕的可能。据世界卫生组织（WHO）提供的资料，40～44岁的女性怀孕率可保持在10%左右，45～49岁女性的怀孕率仍有2%～3%。因此，虽然随着年龄增长更年期女性生育力下降，但仍需避孕，否则很有可能"中招"怀孕。

一、更年期应该如何避孕?

更年期女性体内的激素水平、生殖器官的功能都有较大的变化，许多适合年轻女性的避孕方法并不适合更年期女性。更年期女性采取的避孕措施要根据年龄、体质和有无其他疾病等因素来综合考虑。

1. 宫内节育器

宫内节育器的避孕效果好，有效期长，不抑制排卵，不影响女性内分泌系统，是无生育需求女性避孕的重要措

宫内节育器

施。已经放置了宫内节育器的更年期女性，如无明显的不良反应，可用此方法至确定绝经后取出。但如果出现以下情况时，不宜继续使用：①不明原因的阴道出血；②合并有子宫腔变形的子宫肌瘤；③妊娠滋养细胞疾病；④有局灶性神经症状的头痛；⑤患盆腔感染性疾病或性传播疾病。

更年期最好不要重新放置宫内节育器，因为放置后的不良反应有可能掩盖子宫疾病。

2. 口服避孕药

更年期女性大多数可使用口服避孕药来避

孕，但使用前应咨询妇科医生权衡利弊。口服避孕药既可达到避孕的目的，又可改善更年期的一些症状，如潮热、出汗等，并可

口服避孕药

改善性生活，还可预防脂质代谢异常及骨质疏松症等。但如果存在以下情况则不推荐使用：①偏头痛；②多种心血管疾病高危因素，如高血压、脑卒中病史、高脂血症、血栓及缺血性心脏病等；③糖尿病患者；④不明原因的阴道出血；⑤生殖器官或乳腺恶性肿瘤、未确诊的乳腺肿物患者；⑥胆囊及肝脏疾患。

3. 屏障避孕法

此方法包括男用避孕套、女用避孕套、阴道隔膜、宫颈帽等。任何年龄均可以选择，但需要每次坚持并正确使用，避孕效果才相对可靠，尤其适用于不能采取宫内节育器和口服避孕药的更年期女性。

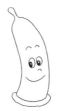

避孕套

4. 避孕栓

避孕栓通过女性阴道的体温将药物融化后，发挥杀精作

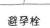

避孕栓

用，可与避孕套同时使用，既能避孕又能起到润滑作用。

二、更年期不宜选用的避孕方法有哪些？

1. 安全期避孕法

更年期女性因为卵巢排卵不规则，月经周期紊乱，不宜选用安全期避孕法。另外，采用激素替代疗法的女性也要注意避孕，因激素替代治疗中的激素含量不足以抑制排卵。

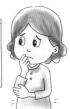

2. 避孕药膜或外用避孕片

更年期女性的阴道分泌物明显减少，干燥的阴道不能提供足够的分泌物溶解药膜上的药物，因此有可能达不到避孕目的。

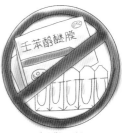

外用膜剂、栓剂

一般建议女性月经停闭1年以上或55岁以后可以停止避孕。并且需要注意的是绝经后子宫体逐渐萎缩，宫腔变小、颈口变狭窄，将会增加宫内节育器的取出难度，因此，放置了宫内节育器的女性绝经后1年应及时取出。

性生活能反射性地作用于垂体，刺激卵巢分泌雌激素，使卵泡成熟并排出正常，让卵巢衰退的速度减退，从而推迟或减轻更年期症状。另外，对于更年期女性而言，适度性生活可使生殖器官持续接受挤压等刺激，避免废用性萎缩，维持良好的功能。而且和谐的性生活可以改善神经精神症状，增进女性的自信心和夫妻感情。只需做好防护，保持和谐的性生活可延缓衰老。

西京医院：曹珊珊

15

更年期男士，如何保障"性"福?

更年期并非女性的"专利"，大多数40～60岁的男性，睾丸功能开始逐渐减退，雄激素（即睾酮）分泌减少，出现与女性更年期综合征相似的症状，并出现多系统器官功能（尤其是性功能）的减退，这种因为体内雄激素分泌水平下降所导致的身心障碍，就是所谓的"男性更年期综合征"。男性更年期综合征，专业的医学名称是"迟发性性腺功能减退症"。患者血液中睾酮水平降低，表现为性功能减退，包括性欲下降、晨勃或夜间勃起次数减少或消

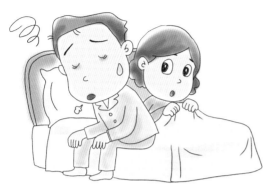

睾酮水平降低，导致更年期男性性功能下降。烟、酒、脂肪、不良的睡眠习惯会成为帮凶，加快睾酮水平降低。

失，还可伴有体力下降、易疲劳、精神萎靡不振等症状，不仅降低生活质量，还会对许多器官的功能及心理健康造成不良影响。

一、养成保持青春的好习惯

▲ **戒烟限酒保激素：**吸烟酗酒是导致男性雄激素水平走"下坡路"的重要诱因之一，故戒烟限酒是"抵御"男性更年期综合征行之有效的重要手段。

▲ **睡眠规律激素好：**规律充足的睡眠，可确保下丘脑－垂体－睾丸轴的正常生理调控，减少因熬夜带来的激素分泌异常问题。

▲ **脂肪可将"雄"转"雌"，体脂管理拒更年：**缺乏运动和腹型肥胖的男性，是更年期综合征的高发人群。因为脂肪组织含有芳香化酶，可以将雄激素转变为雌激素，导致雄激素水平进一步降低。坚持体育锻炼不仅有利于控制体重，还可增强人体心血管等系统的功能，对保持正常激素水平大有裨益。

二、选用保健品"壮阳"莫上当

现代男性工作生活压力大，加之吸烟、酗酒、熬夜等不良生活习惯，步入更年期后，由于激素水平的降低，性功能减退或障碍的问题较为普遍。所以"补肾壮阳"几乎成为了所有男性都关心的问题，市面上琳琅满目的"壮阳"产品很多配方都是没有科学依据的，服用之后不仅不能够提高性功能，反而有可能危害身体健康，所以男性朋友们要擦亮双眼，切莫上当！

国家药品监督管理局（NMPA）多次在"保健市场乱象整治典型案例"中揭露了各式各样"壮阳"保健品的违法行为。多数案例为不法分

更年期用药必知
健康度过"人生小插曲"

子受利益驱使将"伟哥"主要成分西地那非掺入玉米粉中，制成大量号称具有壮阳作用的非法产品。国家药品监督管理局为此发文称，食品或保健食品等中添加西地那非属违法行为，凡已批准注册的宣称"改善男性性功能"的保健食品均属虚假宣传。

三、使用"伟哥"类药品需注意

"伟哥"的主要成分是西地那非，用于治疗男性勃起功能障碍。目前常用的还有伐地那非和他达拉非，都属于磷酸二酯酶 V 型（PDE5）抑制剂，本文暂称它们为"伟哥"类药品。这里要强调的是"伟哥"类药品均属于处方药物，用药前应去正规医院进行全面医学检查，才能确定是否需要药物治疗，且"伟哥"类药品应在专业医师或药师的指导下服用！

1. "伟哥"应该怎么吃？

▲ 一般建议空腹服用，尽量避免在服药前 2 小时食用高脂食物。

▲ 避免在饮用葡萄柚汁或大量饮酒后服用"伟哥"，以免加重毒副作用。

▲ 推荐剂量为 50mg，在同房前 0.5～4 小时内服用，一般推荐同房前约 1 小时按需服用。

▲ 剂量可根据患者情况降低至 25mg 或增加至 100mg（最大推荐剂量）。

▲ 每日最多服用 1 次，一般建议一周服用 2 次。

▲ 65 岁以上老年患者、肝硬化患者、重度肾损害患者，服用时起始剂量建议以 25mg 开始。

2. "是药三分毒"——"伟哥"类药品的不良反应

最常见的不良反应是头痛、头晕、视物模糊、蓝视症、恶心、面部潮红、鼻充血等。除此之外，还有些发生概率较小的不良反应，如心率加快、畏光、鼻水肿等。这些不良反应通常是较轻微而短暂的，不必过于惊慌。但需要注意的是，如果出现勃起时间延长（超过 4 小时）和异常勃起（痛性勃起超过 6 小时）应及时去医院就诊，以免造成机体组织损伤。

3. 哪些人不能吃"伟哥"类药品？

▲ 半年内出现过心梗、休克或严重的心律

失常的患者。

▲ 有心力衰竭或不稳定型心绞痛的患者。

▲ 低血压（＜90/50mmHg）或高血压（＞170/110mmHg）的患者。

▲ 色素视网膜炎的患者。

▲ 阴茎畸形及患有易引起阴茎异常勃起的疾病（如镰状细胞性贫血、多发性骨髓瘤、白血病）的患者。

4. "伟哥"类药品会和哪些药"打架"？

中老年患者常伴有高血压、冠心病等基础疾病，服用"伟哥"要当心。因为硝酸酯类药物（常见的有硝酸甘油、硝酸异山梨酯、单硝酸异山梨酯以及戊四硝酯等）和"伟哥"类药品联用，会出现严重的低血压，所以如果有规律或间歇服用此类药物的患者，就坚决不能吃"伟哥"类药品了。

"伟哥"类药品会增强大多数降压药（如硝苯地平、氨氯地平、氢氯噻嗪、缬沙坦、坎地沙坦、美托洛尔、贝那普利、阿夫唑嗪等）的作用，所以在吃降压药前、后4小时，不建议服用"伟哥"类药品。

5. "伟哥"类药品可以长期服用吗？会有依赖性吗？

"伟哥"类药品本身不存在"上瘾"的可能，长期服用也不会产生成瘾/依赖性，但需要注意的是患者的心理依赖。近些年有相关研究表明长期服用"伟哥"类药品可改善局部血管内皮功能，提高血管弹性，有助于促进患者勃起功能正常化。但长期服用一定要在医生或药师的建议下进行，同时注意其不良反应。

"伟哥"类药品不是"春药"，它们不能刺激性欲，性功能正常的健康男性没必要服用。另外，正常人服用"伟哥"类药品并不能使性功能锦上添花，其副作用反而可能破坏"性"福的感受。因此，更年期男性要注意均衡饮食营养，保持充足睡眠、适量运动，积极调整自己的心态，改善自身的感受，学会自身缓解，而不是一味想着"壮阳"，并积极调整与伴侣的关系，多沟通了解，接受自己身体发生的改变。

唐都医院：衡宇

更年期用药必知
健康度过"人生小插曲"

写在最后:

陪伴是更年期最长情的"良药"

一项关于 353 名北京地区 40～60 岁的绝经过渡期和绝经后健康女性自我评估的调研显示,更年期症状的发生率分别为:潮热 46.7%;夜汗 32.3%;记忆力下降 84.1%;后腰痛 65.2%;肌肉关节痛 65.7%。在全世界范围内,有 85.9% 的更年期女性出现心理问题,其中抑郁症的发生率高达 30.3%。

药物治的是更年期的"症状"

烦躁、焦虑、彷徨,头疼、背疼、四肢疼,这些症状像是商量好的一样,一起来"串门",药物虽然可以缓解她/他们身体的痛苦,可以扭转她/他们精神的异常,却不能重建内心的平衡,这一切都将随着药物的停用而停止。即便是抗抑郁药，也只是能让我们的情绪从悲伤中走出来，却不能让我们感到真正的快乐。

家人的陪伴与呵护，治的是更年期的"本质"

更年期的种种不适会对心理产生不良影响，而失衡的心理状态也加重了更年期的症状，形成恶性闭环。因此，好的心理状态对更年期至关重要。有研究表明，家人的鼓励和支持可转移患者的注意力，减缓疾病的进程，同时，更有利于患者进行临床治疗，极大地提高治疗效果。而家人的不理解往往会导致更年期症状的加重，甚至发生令人痛心的事件。理解、包容、呵护及引导才是更年期心理护理的重要环节，起到决定性作用。陪伴是最长情的告白，理解是最温柔的守候。相守相知可以让更年期褪下狰狞的面貌，甚至可以让她/他在更年的过程中变得更好，幸福地完成人生的蜕变！

和"暴脾气"作伴欢乐多，适当开导作用好

更年期，一边是焦虑、烦躁、身体不适等生理转变，一边是"多事之秋"的人生阶段，包括逐渐从工作的主导地位退居二线所导致的社会价值感的迷失；家庭环境的改变，比如孩子长大，父母离去等。在生理和生活环境的双重作用下，这个人生的特殊时期，是对身体和心灵的双重挑战。

更年期那说来就来的暴脾气，其实也可以成为你们之间的笑点，你们之间的故事。它就是穿着不可理喻、蛮不讲理外衣的可爱"段子"，等情绪稳定了，你们再说起这场突如其来的暴脾气，也许会觉得很好笑。当然，你也可能在"暴脾气"点燃的时候没忍住，没关系，等冷静之后请快速去安慰你家那位"段子手"。

家人应该了解更年期的心理，耐心倾听，鼓励她/他说出心里的感受，积极开导，帮助她/他正确认识更年期症状的发生，引导她/他走出心理的困境，照顾她/他身体的不适。通过您的陪伴，让她/他保持健康的心理、稳定的情绪，增强自我调控能力，可以帮助她/他控制或减轻更年期症状，减轻不舒适感。

用心呵护"多事"的身体和心理，实现"少事"的更年过程

要注意观察她/他的身体状态，帮助她/他采取积极有效地缓解症状的方法，一起呵护身体健康，同时管理好饮食。"世间万物，唯有爱与美食不可辜负"，美食可以带给我们快乐，多做她/他喜欢的饭菜，不失为提高生活幸福感的小途径。饮食要兼顾喜好和科学，尽量减少脂肪、胆固醇、盐和酒的摄入，补充优质蛋白（奶类、鱼类、豆类、瘦肉、香菇、海产品、黑木耳等）、维生素、微量元素、钙和纤维素，以维持人体的正常代谢。在更年期这个特殊时期特别容易发胖，所以要注意安排合理的饮食，少食多餐，不要吃得太饱，七分饱就可以。多余的体重只会增加患病的风险以及身体的负担，毫无用处。

在呵护身体的同时，也要兼顾心理状态。更年期时间的长短与其心理状态有很大关系，更年期的大部分症状以心理异常为主，所以才会出现烦躁易怒、精神不安、失眠多梦、记忆力减退，甚至喜怒无常等症状。家人除了要有充分的耐心，还应尽量和她/他保持轻松地谈话，鼓励她/他说出来，走出去，这样不仅能表达她/他的想法，也让不良情绪有了宣泄的出口，比如让她/他与亲友倾诉、和音乐交流、与书籍对话、拥抱大自然，学会制

怒，学会遇事换位思考，从而抚平她／他的心灵，使她／他的心理得到一种慰藉，减轻一些压力。

一起培养兴趣，做喜欢的事。常言说"多一份兴趣，就多一份欢乐"，兴趣是一个人生活中必不可少的精神食粮。既可以陶冶情操，又可以使人增加存在感和价值感，兴趣的内容和形式不限，快乐就好。

运动也是呵护身心的好方法，在有氧运动过程中，人体的肌肉能够获得比平时更多的氧气，有利于提高骨骼肌利用氧的能力，提高心肺功能，并且减去多余的脂肪，可以明显降低血压、体重指数、脂肪百分比。低强度的有氧运动能够减缓骨质疏松的发生，从而降低骨折的发生率。适当的运动会使更年期中的她／他生活充满朝气，提高睡眠质量，有效改善心理状态。在有氧运动中，人体全身肌肉向大脑传递的兴奋迅速增多，使得情绪高涨，带来愉悦的感觉。这种由生理而引起的心理上的满足和快感，在体育心理学上称为"运动愉快感"，是一种积极的情绪体验。同时，在有氧运动过程中，大脑会分泌出内啡肽，可以让人能够经受住疼痛，增加耐力，振奋精神。

人生往往是从激情岁月变为平淡时光，平淡的生活里才隐藏着最甜蜜的幸福。带你看远方风景，陪你看细水长流，这才是更年期的一方"良药"。陪伴在你身边的家人就是一束光，能够陪伴你走过更年期这段暂时看起来有些"暗淡"的时光，余生还长，好好珍惜。

西京医院：赵瑾怡

更年期用药必知
健康度过"人生小插曲"

图书在版编目（CIP）数据

健康度过"人生小插曲"：更年期用药必知 / 赵杰
主编．—北京：人民卫生出版社，2021.3
ISBN 978-7-117-31283-7

Ⅰ．①健…　Ⅱ．①赵…　Ⅲ．①更年期－综合征－用药
法　Ⅳ．①R588.05

中国版本图书馆 CIP 数据核字（2021）第 032661 号

人卫智网　www.ipmph.com　医学教育、学术、考试、健康，
　　　　　　　　　　　　　　购书智慧智能综合服务平台
人卫官网　www.pmph.com　人卫官方资讯发布平台

健康度过"人生小插曲"——更年期用药必知
Jiankang Duguo Rensheng Xiaochaqu——Gengnianqi
Yongyao Bizhi

主　　编：赵　杰
分册主编：王婧雯　张抗怀　张晓坚
出版发行：人民卫生出版社（中继线 010-59780011）
地　　址：北京市朝阳区潘家园南里 19 号
邮　　编：100021
E - mail：pmph @ pmph.com
购书热线：010-59787592　010-59787584　010-65264830
印　　刷：北京顶佳世纪印刷有限公司
经　　销：新华书店
开　　本：889×1194　1/24　印张：3
字　　数：67 千字
版　　次：2021 年 3 月第 1 版
印　　次：2021 年 4 月第 1 次印刷
标准书号：ISBN 978-7-117-31283-7
定　　价：36.00 元
打击盗版举报电话：010-59787491　E-mail：WQ @ pmph.com
质量问题联系电话：010-59787234　E-mail：zhiliang @ pmph.com

55检